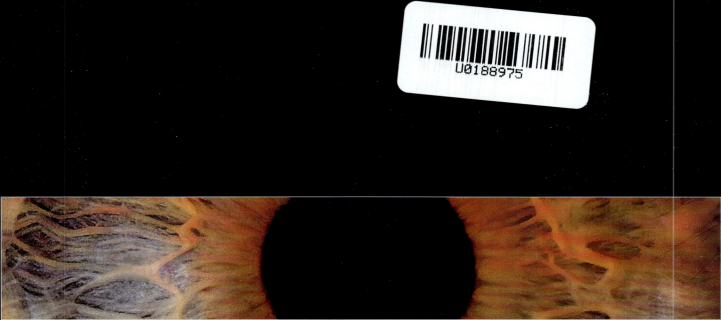

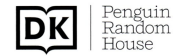

图书在版编目（CIP）数据

人体秘密 /（英）理查德·沃克著；许媛媛，孙博译 . -- 北京：科学普及出版社，2022.1（2023.8 重印）
（DK 探索百科）
书名原文：E.EXPLORE DK ONLINE : HUMAN BODY
ISBN 978-7-110-10351-7

Ⅰ.①人… Ⅱ.①理…②许…③孙… Ⅲ.①人体—青少年读物 Ⅳ.① R32-49

中国版本图书馆 CIP 数据核字（2021）第 202105 号

总 策 划：秦德继
策划编辑：王　菡　许　英
责任编辑：高立波
责任校对：张晓莉
责任印制：李晓霖
正文排版：中文天地
封面设计：书心瞬意

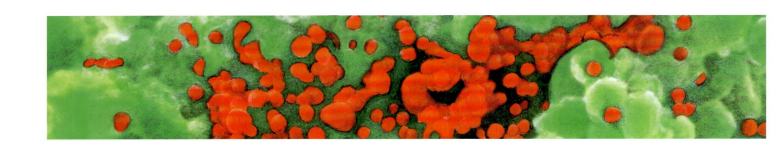

Original Title: E.Explore DK Online: Human Body
Copyright © Dorling Kindersley Limited, 2005
A Penguin Random House Company

科学普及出版社出版

北京市海淀区中关村南大街 16 号

邮政编码：100081

电话：010-62173865　传真：010-62173081

http://www.cspbooks.com.cn

中国科学技术出版社有限公司发行部发行

北京华联印刷有限公司承印

开本：889 毫米 ×1194 毫米　1/16

印张：6　字数：200 千字

2022 年 1 月第 1 版　2023 年 8 月第 5 次印刷

定价：49.80 元

ISBN 978-7-110-10351-7/R·896

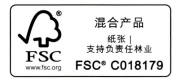

www.dk.com

DK 探索百科

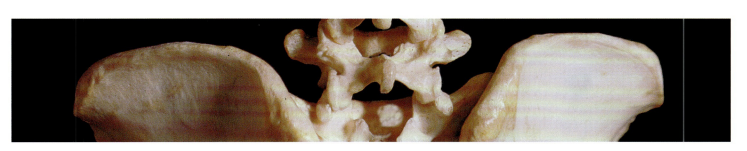

人体秘密

［英］理查德·沃克／著

许媛媛 孙博／译

张宁／审校

科学普及出版社

·北 京·

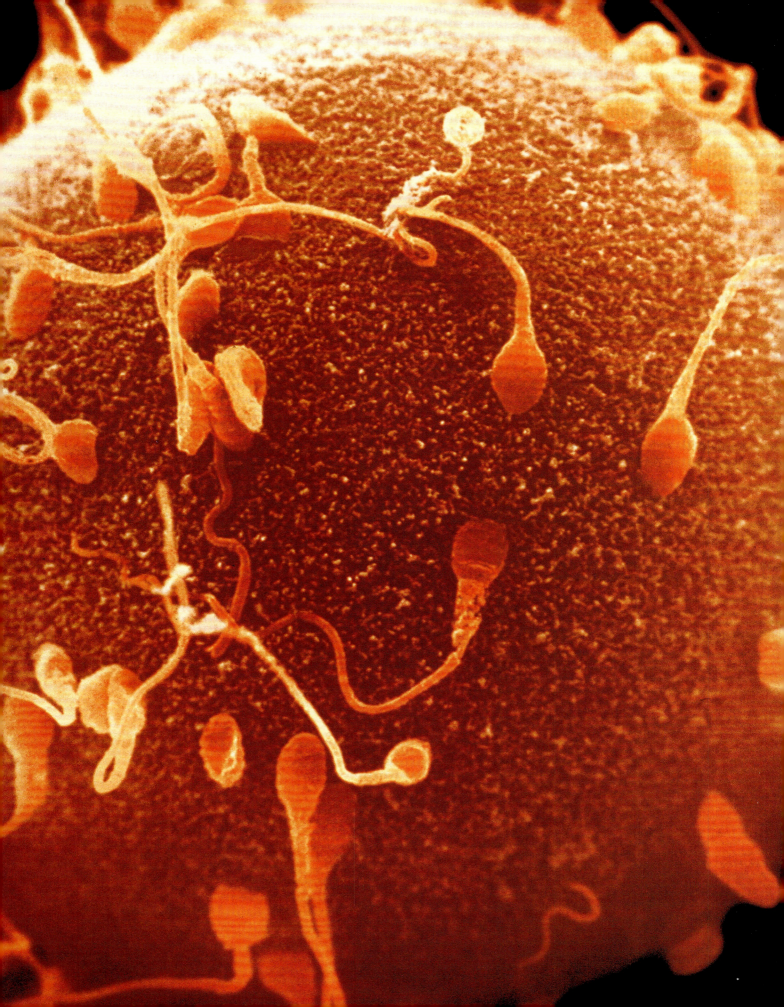

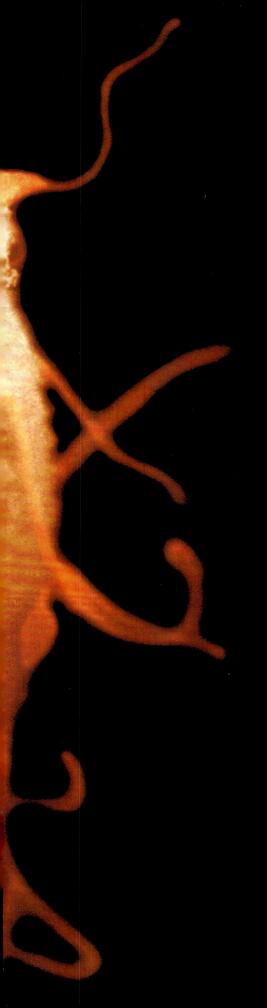

目　录

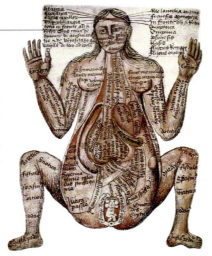

▲埃及人的工具

像现在的我们一样，远古时代的人们也同样对人体结构和人为什么会生病充满了好奇。古埃及有一些伟大的医生，他们对人体进行解剖，并做一些简单的外科手术，了解我们的机体如何运转。他们将所发现的记录下来，古埃及时期对这些医生甚为推崇。在埃及的阿斯旺神庙中保存着距今2000多年的浮雕，上面雕刻着古代医生使用的一些手术器具。

人体探索

我们对人体的了解是数百年探索研究的结果。在欧洲，16世纪以后，随着人体解剖被允许，医学取得了一系列重大的进步。19世纪，随着麻醉药的首次应用，外科手术变得日趋复杂，同时X射线的发明提供了第一个不使用外科解剖即可观察人体内部结构的方法。从20世纪后半叶开始，更多的先进成像技术使得医生和科学家能够从动态的角度观察人体，从而更容易诊断疾病。

《占星术》书中的女性解剖图

神话毕竟不是现实▶

十五六世纪文艺复兴之前，有关人体的知识绝大部分源自希腊医生盖仑，他对人体的一些错误概念和认识长期以来从未引起过争议。像这幅来自15世纪的女性解剖图既单调又不准确，而且更像是神话，而非现实。

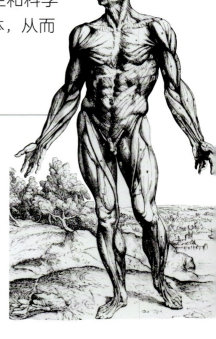

前臂肌肉描绘得准确、详细

精确的解剖▶

以前，欧洲禁止对人体进行解剖，直到16世纪才被允许。1543年，在一位天才美术家的帮助下，佛兰德斯医生安德烈亚斯·维萨里(Andreas Vesalius)将其解剖发现整理成书——《关于人体结构》。他对人体解剖部位的精确描述（如这张骨骼肌肉图），向早期人们对人体结构的认识发出了挑战。

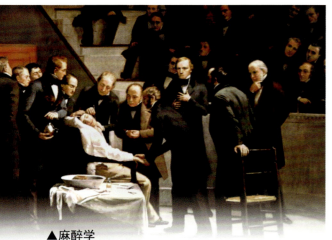

▲麻醉学

麻醉剂的应用使病人在做外科手术时能够免于疼痛的困扰。1846年在波士顿，麻醉剂第一次被应用于一例颈部肿瘤切除的手术中（上图）。在此之前，由于手术带来的剧烈疼痛，外科医生必须尽可能快地完成手术。麻醉剂可以使医生能够尝试更为复杂的手术，并且可以更充分地了解我们的身体。

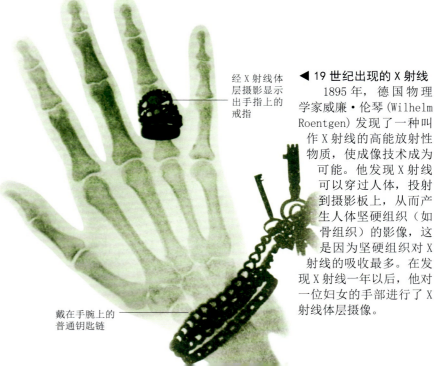

经X射线体层摄影显示出手指上的戒指

◀19世纪出现的X射线

1895年，德国物理学家威廉·伦琴(Wilhelm Roentgen)发现了一种叫作X射线的高能放射性物质，使成像技术成为可能。他发现X射线可以穿过人体，投射到摄影板上，从而产生人体坚硬组织（如骨组织）的影像，这是因为坚硬组织对X射线的吸收最多。在发现X射线一年以后，他对一位妇女的手部进行了X射线体层摄像。

戴在手腕上的普通钥匙链

脑部断面清晰地显示出各部分的结构

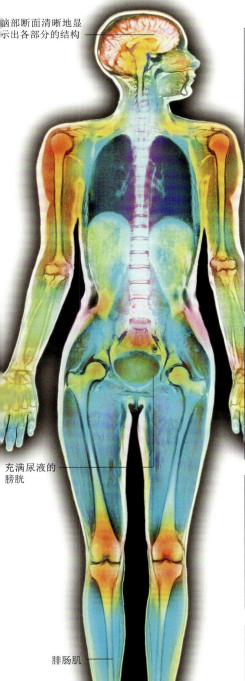

充满尿液的膀胱

腓肠肌

现代影像技术

PET 扫描

PET（正电子发射计算机断层显像）用以显示组织活性。当人在讲话时，这种 PET 扫描显示左侧大脑在活动（彩色斑点）。当人吃了有放射性核素标记的葡萄糖以后，它们被活跃的大脑细胞吞噬。PET 扫描仪可以检测到这些释放出放射性正电子的物质。

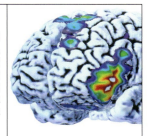

CT 扫描

CT（计算机断层扫描）是用一个绕身体旋转的扫描装置发出 X 射线。这些 X 射线通过身体组织被一检测装置收集，检测装置与计算机相连，由计算机呈现出人体的"切片"样断层图像。这些图像可以进行三维重建，如右图中的肋骨、脊柱等。

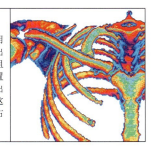

超声

通过超声扫描，高频脉冲声波射入人体内部。当这些声波被组织反射时，可产生回声，经计算机识别并转换为图像。超声扫描是检测子宫内胎儿（右图）的一种安全检查；还可以进行动态显示，如心脏的搏动。

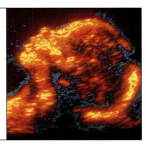

对比成像技术

传统的 X 射线体层摄影能够清晰地显示骨骼等坚硬组织，但是对软组织的敏感度较低。对比成像技术通过一种强吸收 X 射线的物质来增强对软组织和空腔组织的显影，硫酸钡已经用于辅助显示结肠的结构。图像被人工着色。

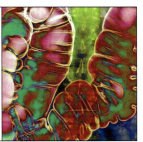

磁共振血管成像

磁共振血管成像（MRA）是 MRI 的一种形式（右图），用来显示清晰的血管图像。扫描前，有时需向血管内注射一种物质，以使血管更加清晰可见。下腹部主动脉（顶部）分支形成左、右髂总动脉。经扫描后，呈现出正常颜色（红色）。

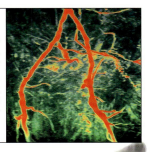

X 射线体层摄影

X 射线使用电磁辐射，可以穿过体内更柔软、密度更低的组织。如今，X 射线已数字化，射线由探测器接收，图像数据由计算机处理成图像。有专门针对机体不同部位的 X 射线体层摄影，如牙齿、乳腺（见右图）。

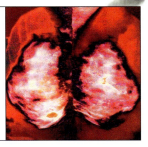

▲ MRI 扫描

MRI（磁共振成像）是一项现代成像技术，可以对脑等软组织进行高分辨率的成像。进行 MRI 扫描时，患者需要平躺在一筒状扫描装置中，置身于强电磁场和密集电磁波内（并无痛苦与不适的感觉），引起体内分子释放能量。当这些能量被计算机识别分析后，便可成像，如该女性冠状面扫描图。

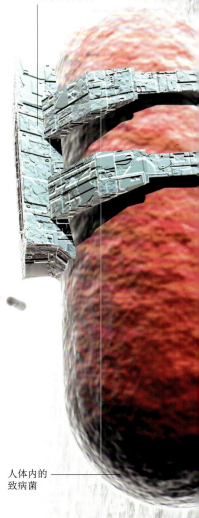

微型自动锁黏附细菌表面并将其杀死

人体内的致病菌

▲ 微观技术

未来的某一天，微观技术可能会用一种叫作微型机器人的很小的自动装置对人体进行巡查。如上描绘的微小自动装置需要用先进的微观技术制造，并从血液里的葡萄糖和氧气中获得能量，通过发现、消灭致病菌从而增强机体体质。它的用途还可能包括修复受损的血管。

结构单位

数百万亿微小的生命单位——细胞，是人体的基本组成部分。通过应用光学显微镜和功能强大的电子显微镜，我们知道了细胞的外观以及它们是如何进行工作的。人体内存在有大约 200 种不同类型的细胞，包括上皮细胞、脂肪细胞、神经细胞、卵细胞和精细胞。不同的细胞有不同的形状、大小及功能，但大多数细胞都具有共同的特征：具有一个细胞膜、一个细胞核和包含细胞器的果冻样细胞质，它们可以支持细胞，完成各种各样的功能。身体通过细胞分裂的方式产生新的细胞，使身体里衰老的、死亡的细胞及时得到补充，从而促进身体的生长发育。

▲**光学显微镜下面颊部的细胞**

就像给道路铺石板一样，为数众多的上皮细胞紧凑排列，覆盖在面颊内面。该图片是用光学显微镜获得的。从图片上可以看到细胞核（橘黄色）和细胞质（绿色），但是放大倍数还不足以展现悬浮在细胞质中的各个结构（如下面的模型图所示）。面颊部细胞属于上皮细胞，该类细胞覆盖着人体内外各个器官和皮肤表面。

溶酶体溶解衰老细胞器

线粒体释放来自食物的能量

浆膜包绕并保护细胞

微丝支持和维持细胞形状

细胞质透明的果冻样流质

细胞核是整个细胞的控制中心

核仁是核糖体生成的场所

核膜包围细胞核

滑面内质网是类脂（脂肪）生成的场所

核糖体制造蛋白质

粗面内质网上布满核糖体，储存和运输蛋白质

过氧化物酶消除有害物质

微管支持和维持细胞形状

细胞的结构▶

无论是形状还是作用，这个"典型"的细胞所呈现的特点也是所有体细胞的特点。薄且柔软的膜环绕细胞质，控制着进出细胞的一切物质。细胞核内含有染色体，这些染色体"指导"细胞的生成和运转。在细胞膜和细胞核之间是细胞质，充斥着各种各样的细胞器，比如过氧化物酶（消除细胞内有害物质）和核糖体（产生蛋白质）。每一种细胞器都为保持细胞活性贡献着自己的力量。

高尔基体包裹细胞生成的物质

胞饮小泡向细胞内吞噬液体

脂肪细胞内以
脂肪小滴为主

细胞怎样分裂

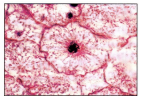

准备分裂

细胞分裂时产生两个"子细胞"，它们与"母细胞"一模一样。人体的细胞核包含46条染色体，它们"指导"细胞形成和运转。在细胞准备开始分裂前，线样染色体蜷缩并进行自身复制，以至形成两个一样的相连的染色体棒。

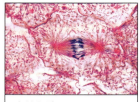

有丝分裂

下一阶段，叫作有丝分裂，此时，一对染色体相互分离，形成两组独立的染色体。新生成的染色体（黑色）被微管以相反的方向分别拉向细胞的两端，这样，细胞的每一端都有一组相同的染色体，即46条染色体。

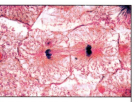

新细胞分裂成形

在有丝分裂的终末阶段，每一组新形成的染色体被包绕在它自己的细胞核内。核膜生成，同时细胞质分裂成两个独立的细胞，它们拥有相同的染色体和细胞器。无论生长或是复制，细胞分裂的整个过程确保了新生细胞应有的功能。

◀脂肪组织

脂肪是能为身体提供能量的一种物质，一般储藏在脂肪细胞内。脂肪小滴充填于脂肪细胞的大部分"空间"内，以致细胞核等细胞器被挤向细胞的边缘处，大量脂肪细胞形成脂肪组织。脂肪组织分布在皮肤下层就像一个能量仓库，以阻挡身体热量的丧失。此外，脂肪组织还可以支持和保护器官（如肾脏和眼球）。

细胞能存活多长时间？

细胞类型	功能	寿命
小肠细胞	吸收食物	36 小时
白细胞	消灭入侵的异物	13 天
红细胞	运输氧	120 天
肝脏细胞	人体"化工厂"的一部分	500 天
神经元	传递信息	> 100 天

神经元中也
含有细胞核

树突如线一样
在细胞间交织

神经元（神经细胞）▶

这张显微照片显示的是神经系统上亿神经元中的两个。神经元高速地传递电信号（神经冲动），以控制肢体的活动。每个神经元都有一个长满线样树突的胞体，这些树突传入来自其他神经元的神经冲动。轴突或者称为神经纤维，则负责传出胞体的神经冲动，其传递距离甚至可以达到1米以上。

轴突是神经元
胞体的延伸

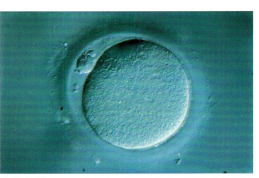

▲卵细胞

卵细胞是人体内"个头"最大的细胞，球形结构，直径约0.1毫米。成千上万的卵细胞仅存在于女性体内，在人出生前就由卵巢产生。它们绝大部分留在原处，直到青春期才从卵巢释放出来，通常一个月释放一枚卵子。像精子一样，卵子也含有一半创造生命的遗传信息。而与精子不同的是，卵子不具有精子那般流线型的"身体"和娇小体积，并且不能自由移动。

精子头内含
有染色体

◀精细胞

精细胞也叫作精子，仅存在于男性体内，男性睾丸每天都可以产生上百万个精子。精子头部负载着一半可创造生命的遗传信息。当人进行生育活动时，精子依靠尾巴的运动让自己接近卵子（含有另一半创造生命的遗传信息）。如果精子和卵子相遇，那么一个新生命就诞生了。

身体构造

人体是构建在五种不同水平层次上的，从简单的人体细胞开始，逐步经过组织、器官、系统，最后达到最复杂的水平层次——人体。相似的细胞聚合形成人体组织，两种或两种以上的组织共同形成器官，比如胃或者心脏。器官和组织共同作用来产生机体的功能（如消化功能），这些器官和组织组成了机体的 12 个独立的系统。这些系统并非各自孤立运行，而是彼此依赖，共同维持人体的运转。

主要的人体器官		
身体系统	器官	大小（成年人）
神经系统	脑重量	1.45～1.6 千克
骨骼	股骨长度	40～45 厘米
循环系统	心脏重量	250～350 克
消化系统	肝重量	1.4 千克
内分泌系统	脑垂体直径	1～1.5 厘米
呼吸系统	肺重量	0.5 千克
泌尿系统	膀胱容积（充满时）	700～800 毫升
皮肤系统	皮肤重量	4～5 千克

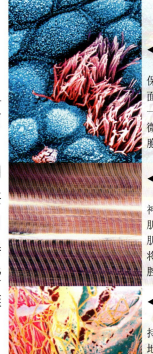

◀上皮组织

上皮组织也叫上皮，覆盖在身体表面起保护作用，同时，还能排列形成空腔脏器的内面。这张放大图片所显示的是气管上皮，它由一层紧密排列的上皮细胞构成，可以隔离有害微生物。上皮细胞总是不断地分裂出新的细胞，以取代衰老和脱落的细胞。

◀肌肉组织

构成肌肉组织的细胞叫作肌纤维。当有神经信号刺激时，肌纤维会收缩和变短。骨骼肌（左图）可以使肢体运动，它含有条纹状长肌纤维，附着于骨骼上。心肌仅存在于心脏，将心脏内血液泵入全身。平滑肌纤维可见于空腔脏器，可使这些器官改变形状。

◀结缔组织

结缔组织种类最多，可以对人体起到支持、保护和隔离作用，同时将人体各结构有机地组织在一起。形成骨骼的这类结缔组织包括软骨和骨，肌腱和韧带也属于结缔组织。胶原纤维（左图）使结缔组织富于强度和韧性。其他类型的结缔组织还有脂肪组织和血液。

◀神经组织

神经组织构成人体最主要的沟通和控制网络——大脑、脊髓和神经。神经组织的组成包括神经细胞（也叫神经元）和胶质细胞，前者传递电信号，后者支持神经细胞。该图（左图）是小脑断面，显示小脑中的神经组织的排列组成，部分大脑的作用是控制人体的活动。

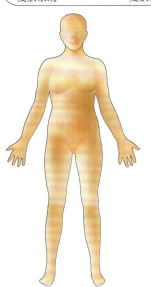

▲皮肤系统

该系统覆盖身体的外表面，包括皮肤、毛发和指甲。皮肤是隔水屏障，防止人体脱水，并且能够调节身体温度。它可以有效地防止阳光中紫外线和致病微生物对人体的伤害。

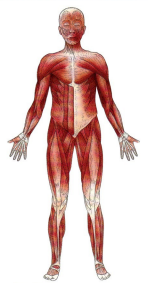

▲肌肉系统

肌肉系统包括大约 640 块骨骼肌，它们通过收缩和变短，通过关节带动骨骼，进而使身体运动。人体肌肉的分布规律是，每一块肌肉都与其相邻的一块或多块肌肉有部分重叠。肌肉通过肌腱附着于骨头上。

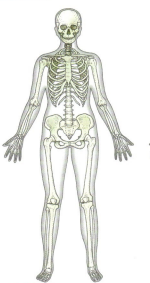

▲骨骼系统

骨骼系统坚硬、灵活，由骨、软骨和韧带组成。它支持着人的整个身体，维持人的外部形态，包绕和保护人体内的各种器官（如脑），使人可以运动自如。此外，骨骼中储存着很多矿物质（如钙），骨髓还有造血能力。

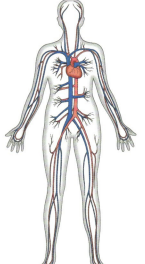

▲循环系统

循环系统包括心脏、全身的血管网和流经血管的血液。它们把食物、氧气和其他人体必需物质运送到全身各个细胞，同时带走这些细胞排泄的废物。此外，循环系统还有维持体温和抗炎症的作用。

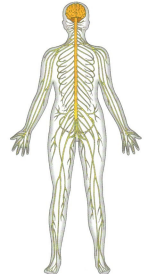

▲神经系统

神经系统是人体的主要控制中枢。脑和脊髓构成中枢神经系统，负责处理和储存外来信息，然后向外周神经发出"指令"。神经系统的传递作用简单来讲，就是传递中枢神经系统和其他人体结构之间的信号。

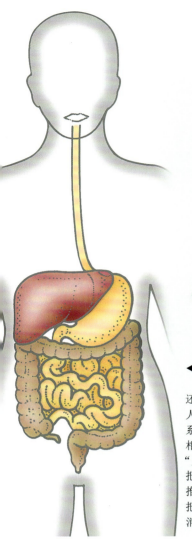

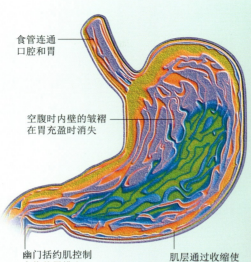

食管连通口腔和胃

空腹时内壁的皱褶在胃充盈时消失

幽门括约肌控制食物从胃排出

肌层通过收缩使胃内食物混合

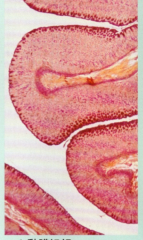

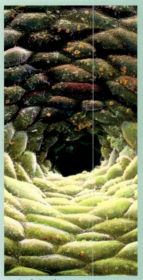

◀消化系统

消化系统容纳食物，还负责把食物"加工"成人体需要的形式。同其他系统一样，消化系统包括相连接的若干器官，共同"完成工作"。例如，食管把经过咀嚼、吞咽的食物推至胃内，胃再通过运动把食物搅拌成糊状，便于消化吸收。

▲胃（器官）

作为消化系统的一部分，胃的作用是容纳咀嚼过的食物，并且对其进行部分地消化。像其他器官（如泌尿系统的肾脏）一样，胃有一个很容易辨认的外形，包括各种不同的组织。其中某些组织可以使胃具有收缩的功能；另外一些组织则形成胃的血管、神经和内壁。

▲黏膜组织

该图片是显微镜下看到的胃皱褶内壁切片，也叫胃黏膜切片，包括3类组织：表面薄薄的一层是上皮组织；上皮组织下面是比较厚的结缔组织；最靠下的是黏膜平滑肌层。

▲上皮细胞

从这张微观图片可以看到胃内壁表面的上皮细胞。细胞间紧密连接有效地阻止了腐蚀性胃液对其下层结缔组织的侵蚀。上皮细胞还能分泌黏液，覆盖在细胞表面，起保护作用。在分泌消化液的胃腺体入口处，亦有上皮细胞环绕。

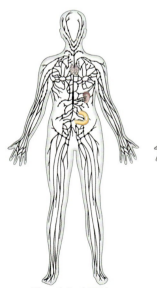

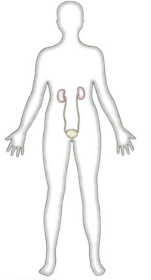

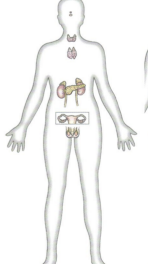

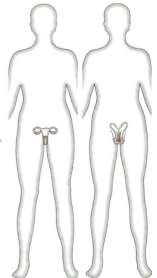

▲淋巴和免疫系统

淋巴系统负责从组织吸收过多的淋巴液，通过对淋巴液的过滤，去除病原体（致病微生物）和细胞碎屑，再把淋巴液回输到血液。免疫系统包括淋巴细胞，它们保护人体免于病菌的感染。

▲呼吸系统

呼吸系统由呼吸管道和肺组成，提供人体内所有细胞供能所必需的氧气。空气通过呼吸进出肺部，在一呼一吸间氧气进入血液，二氧化碳被排出体外。

▲泌尿系统

泌尿系统包括肾脏、输尿管、膀胱和尿道。肾脏过滤血液，排出过多的水分和潜在的有害废物，如尿素。这些物质最终以尿的形式通过尿道排出体外。

▲内分泌系统

内分泌系统掌控人体多种机能，包括生长、繁殖和新陈代谢。内分泌系统由人体内各个腺体构成，它们向血液分泌各种被称为"激素"的化学物质。这些激素随血流在体内"旅游"，改变由其控制的具体腺体的活性。

▲生殖系统

生殖系统可以通过男女精卵结合，孕育出新生命。虽然男性和女性的生殖系统不同，但是却都在十几岁的时候开始具备生殖功能。女性排出卵子，如果恰与男性的精子相遇，进行受精过程，受精卵就会在女性子宫内发育成胎儿。

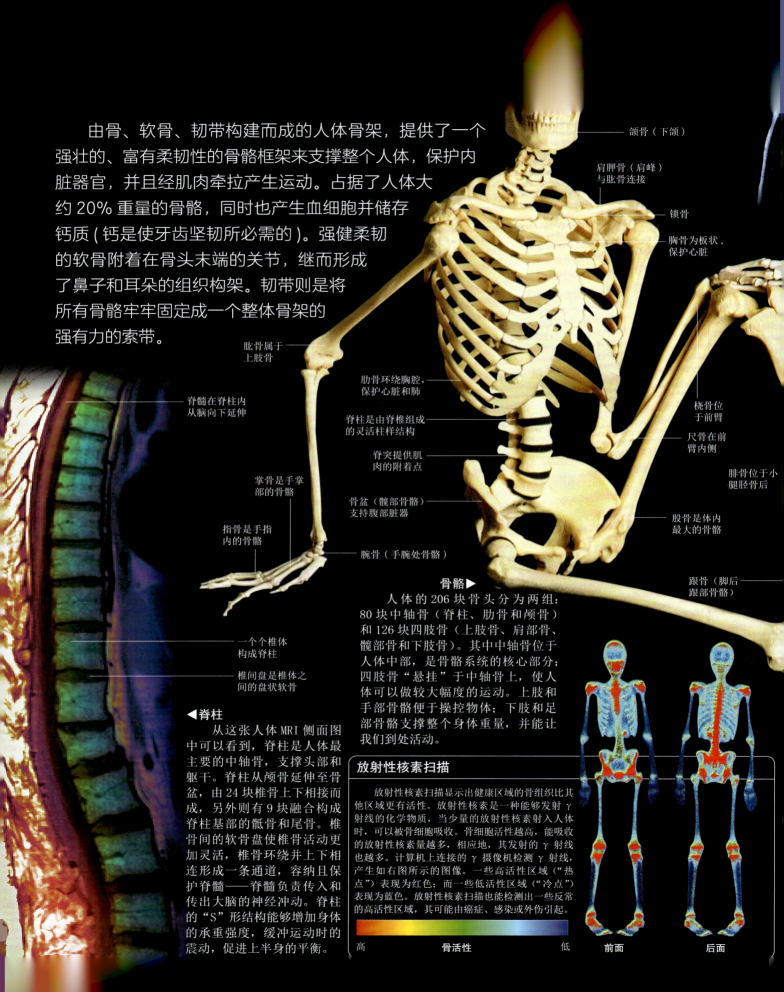

由骨、软骨、韧带构建而成的人体骨架，提供了一个强壮的、富有柔韧性的骨骼框架来支撑整个人体，保护内脏器官，并且经肌肉牵拉产生运动。占据了人体大约 20% 重量的骨骼，同时也产生血细胞并储存钙质 (钙是使牙齿坚韧所必需的)。强健柔韧的软骨附着在骨头末端的关节，继而形成了鼻子和耳朵的组织构架。韧带则是将所有骨骼牢牢固定成一个整体骨架的强有力的索带。

颌骨（下颌）

肩胛骨（肩峰）与肱骨连接

锁骨

胸骨为板状，保护心脏

肱骨属于上肢骨

肋骨环绕胸腔，保护心脏和肺

桡骨位于前臂

尺骨在前臂内侧

脊髓在脊柱内从脑向下延伸

脊柱是由脊椎组成的灵活柱样结构

脊突提供肌肉的附着点

腓骨位于小腿胫骨后

股骨是体内最大的骨骼

掌骨是手掌部的骨骼

骨盆（髋部骨骼）支持腹部脏器

指骨是手指内的骨骼

腕骨（手腕处骨骼）

跟骨（脚后跟部骨骼）

一个个椎体构成脊柱

椎间盘是椎体之间的盘状软骨

◀脊柱

从这张人体 MRI 侧面图中可以看到，脊柱是人体最主要的中轴骨，支撑头部和躯干。脊柱从颅骨延伸至骨盆，由 24 块椎骨上下相接而成，另外则有 9 块融合构成脊柱基部的骶骨和尾骨。椎骨间的软骨盘使椎骨活动更加灵活，椎骨环绕并上下相连形成一条通道，容纳且保护脊髓——脊髓负责传入和传出大脑的神经冲动。脊柱的"S"形结构能够增加身体的承重强度，缓冲运动时的震动，促进上半身的平衡。

骨骼▶

人体的 206 块骨头分为两组：80 块中轴骨（脊柱、肋骨和颅骨）和 126 块四肢骨（上肢骨、肩部骨、髋部骨和下肢骨）。其中中轴骨位于人体中部，是骨骼系统的核心部分；四肢骨"悬挂"于中轴骨上，使人体可以做较大幅度的运动。上肢和手部骨骼便于操控物体；下肢和足部骨骼支撑整个身体重量，并能让我们到处活动。

放射性核素扫描

放射性核素扫描显示出健康区域的骨组织比其他区域更有活性。放射性核素是一种能够发射 γ 射线的化学物质，当少量的放射性核素射入人体时，可以被骨细胞吸收。骨细胞活性越高，能吸收的放射性核素越多，相应地，其发射的 γ 射线也越多。计算机上连接的 γ 摄像机检测 γ 射线，产生如右图所示的图像。一些高活性区域（"热点"）表现为红色；而一些低活性区域（"冷点"）表现为蓝色。放射性核素扫描也能检测出一些反常的高活性区域，其可能由癌症、感染或外伤引起。

高　　　　骨活性　　　　低　　　前面　　　后面

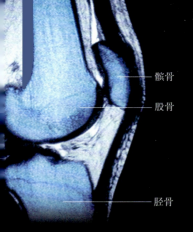

髌骨

股骨

胫骨

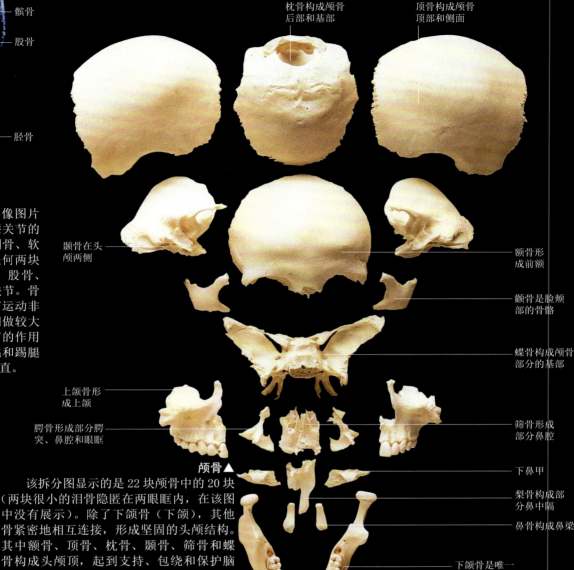

枕骨构成颅骨后部和基部

顶骨构成颅骨顶部和侧面

颞骨在头颅两侧

额骨形成前额

颧骨是脸颊部的骨骼

蝶骨构成颅骨部分的基部

上颌骨形成上颌

腭骨形成部分腭突、鼻腔和眼眶

筛骨形成部分鼻腔

下鼻甲

梨骨构成部分鼻中隔

鼻骨构成鼻梁

下颌骨是唯一可活动的骨骼

▲ 膝关节

这张 MRI 扫描影像图片显示的是纵向通过膝关节的断面，从中可以看到骨、软骨、肌肉和韧带。任何两块骨相接处即为关节，股骨、胫骨相接便形成膝关节。骨骼系统的大部分关节运动非常灵活，可以让我们做较大幅度的运动。膝关节的作用是在我们走、跑、跳和踢腿时，让腿部弯曲和伸直。

颅骨 ▲

该拆分图显示的是 22 块颅骨中的 20 块（两块很小的泪骨隐匿在两眼眶内，在该图中没有展示）。除了下颌骨（下颌），其他骨紧密地相互连接，形成坚固的头颅结构。其中额骨、顶骨、枕骨、颞骨、筛骨和蝶骨构成头颅顶，起到支持、包绕和保护脑组织的作用。14 块面部骨骼形成面部的框架，面部的各个肌肉附着其上，通过肌肉的运动，使我们做出各种不同的表情。

髌骨保护膝关节

胫骨承载下肢的大部分重量

跗骨（踝关节骨骼）包括跟骨

跖骨是脚踝和脚趾之间的五根长骨

趾骨

面容重塑

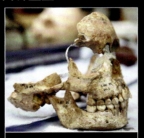

考古学发现

在人死亡很长时间以后，只有骨骼和牙齿可以长久保留。这张图片上的颅骨框架是在一次考古活动中，从古代遗址中发掘出土的。古人的骨骼能够很好地揭示其生前的饮食习惯、生活方式和曾患疾病。颅骨则可用以重建其主人的面部特征。

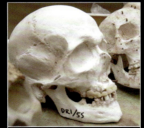

颅骨的石膏模型

面容重建的第一步工序就是清洁颅骨，并且再造一个该颅骨的石膏模型，如此这般，原颅骨中缺损的地方就可以进行加工修补。面容重建是法医塑形人员的一项工作，他们通过颅骨遗留下来的线索，兼用科学和艺术的技巧来重建头部。

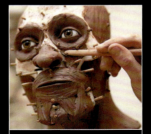

重建肌肉

人们头部的外观和面容是什么样的取决于颅骨形状和附着其上的肌肉。法医塑形人员用他们的解剖学知识作指导，用黏土做肌肉，覆盖于用石膏模型做成的"颅骨"，面部和头颅部肌肉深度决定用什么样的木栓，如上图所见。

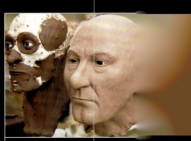

最后工序

一旦颅骨表面重新"生出"肌肉，其最后一道工序就是把用黏土做成的"皮肤"涂于肌肉上，进而形成我们可辨认出的面容。面容重建不仅仅被考古学家用来展示远古人类的模样，法医塑形人员也用这项技术来帮助刑侦人员鉴定受害人身份。

骨与骨折

骨骼是由坚硬的骨组织、血管以及神经组成的器官。构成骨组织的骨基质中有大量的钙盐沉着，以维持骨骼的硬度；胶原纤维则保证骨骼的强度和韧性，并构成骨基质。骨组织的外部密度大于内部密度，这种结构使得骨组织同时具有坚硬和轻便的双重特点。在同等重量的条件下，骨组织硬度是一块钢板硬度的 6 倍。尽管它们有着惊人的强度，但有时也会发生骨折或骨裂，同时它们又具有自我修复的功能。除了起到人体支架的作用，骨骼也是血细胞的发生部位和机体钙的储存库。

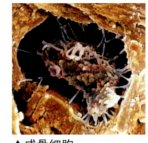

▲成骨细胞

骨骼由大量成骨细胞构成。当成骨细胞浸没在骨基质中，它们一个个分离开来，并渐渐发育成成熟的细胞，医学上称之为骨细胞，如上图所示。骨细胞呈线样，位于专属于它们自己的"地盘"里。骨细胞起着维系骨组织的作用。

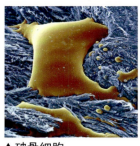

▲破骨细胞

当有重压的时候，骨骼总是反应性的发生重塑。破骨细胞（上图，金色）损坏骨骼，而成骨细胞则可以重建骨骼。这些细胞通过向血液里释放钙或把钙储存于骨骼中，来调节血液中钙的水平。

长骨的结构▶

长骨，如股骨，一般都有中央的骨干和相对宽阔的两端，两端可以分别与其他骨骼形成关节。这张图片显示的是一部分长骨，将其解剖开来以显露其内部结构。骨骼外部的"皮肤"叫作骨膜，血管和神经经骨膜进入骨骼深部。致密的骨质层（骨密质）可增强骨骼强度，其下是相对疏松的骨松质。中央部的骨干充满骨髓。

黄骨髓充满骨中央腔，储存许多脂肪

毛细血管向骨细胞输送富含氧气的血液

交叉相连的骨小梁构成海绵状的骨松质

骨松质▶

尽管名字被叫作骨松质，但它却并不容易被压碎。骨松质由骨小梁（质硬小柱）构成，后者呈蜂窝样网状组织，且骨小梁之间并不紧密相接，都留有一定间隙。骨小梁的这种排列方式让骨松质虽轻却坚固。如果整块骨骼都由骨密质组成，那么骨骼在运动时则负重太大。密度较大的骨密质和密度较小的骨松质相结合，可以使骨骼在自身总重量减少的同时，依然保持较强的承重能力。

红骨髓可以产生新的红细胞

◀骨髓

红骨髓属于软组织，每天可产生以亿计的血细胞，取代已经死亡或衰老的血细胞，维持血细胞在人体内的动态平衡。婴儿时期，红骨髓位于长骨骨腔的骨松质内。到了青春期，大部分红骨髓被黄骨髓所取代，变成脂肪组织的储存地。成年以后，仅有位于股骨和肱骨头端，以及一些扁骨（如肩胛骨）的骨松质处的红骨髓，能够产生新的血细胞。

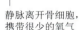

◀骨密质中的骨单位

左图所示的是骨单位的横切面，骨单位也叫哈弗斯系统，骨密质就是由许许多多这样的圆筒状骨单位组合而成。在左图中，由骨基质形成的同心圆管腔清晰可见；这些呈同心圆排列的薄"板"样结构形成了一个个骨单位。薄间点状小窝叫作陷窝，其中包含维系骨组织的骨细胞。在骨单位的中央是一空管——哈弗斯管，血管和神经由此（图中都用红色标记）进出骨组织。骨单位沿骨干平行排列，像一根根承重的柱子，使每块骨骼外部都坚固、结实。

空腔内承载着血管和神经

陷窝内容纳维持骨组织的骨细胞

静脉离开骨细胞，携带很少的氧气

骨密质由许许多多圆筒样的骨单位组合而成

骨膜是覆盖骨骼表面的一层薄纤维组织

骨密质是骨骼外层坚实、致密的组织

失重

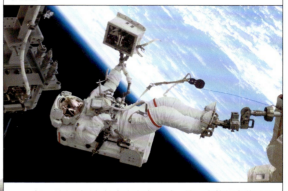

航天员之所以能够在宇宙中飘浮，是因为他们身体处于失重状态，不受地球引力的作用。地球引力让我们的身体有了重量，当人们走、跑、跳跃的时候，我们的骨骼需要抵抗身体的重力，并且不断地塑形以确保有足够的强度支撑我们的身体。

但是在远离地球表面的宇宙中，就没有重力的作用了。因为不再需要支撑身体重量，骨骼质量每一个月便减少 1%。在宇宙中经历了长时间的"游弋"，回到地球时，宇航员很容易发生骨折，这一问题使宇航员们无法进行更长时间的太空任务，比如火星之旅。

砧骨是耳朵里的微型骨骼

▲最小的骨

上图显示的砧骨，是相连的三块听小骨之一，也是人体内"个头"最小的骨骼。其余两块听小骨是锤骨和镫骨，其中镫骨比锤骨体积略小，只有 5 毫米长。三块听小骨都位于头颅的颞骨腔隙内，双侧对称。它们协同将声音传递到耳道最深处。

骨骼如何实现自我愈合

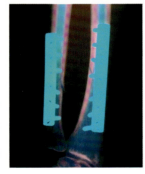 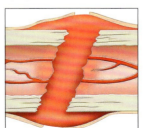 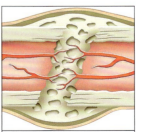 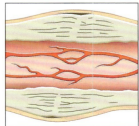

▲骨折固定

左上图为一前臂严重骨折的 X 射线体层摄影，从图中可以看到尺骨和桡骨的骨折断端相互分离。骨折的治疗原则是先将断端对齐，然后用石膏或塑料模具将骨折肢体固定，以保证骨折断端能够稳定地对接生长而不发生错位。右上图显示的是治疗骨折时，也可以用钢钉和钢板精确地固定断端。

血凝块形成

在骨折发生后的几小时内，破损的骨骼已经开始进行自我修复了。首先在骨折断端有血凝块形成，如上图所示（通过长骨骨折处的纵断面），血凝块起到封堵骨和骨膜内破损血管的作用，并且可有效阻止血液向伤口继续渗透。骨折部位会出现肿胀和疼痛。

骨痂形成

骨折后的几天之内，骨膜再生，同时血凝块被软纤维组织的骨痂所取代。3～4 周以后，当血管长入骨痂时，成骨细胞（形成骨骼的细胞）将纤维组织转化为松质骨骨痂，该结构连接骨折断端。

新骨形成

骨折后的几个月以内，修复过程几近完成。骨细胞使骨痂中央形成一个新的骨髓腔，"修剪"骨痂的凸起部分，还能促使坚韧的骨密质来巩固骨折处外壁的强度，这样骨骼就能保留其原有的外形。

运动部位

骨骼框架并非是一个僵硬的刚性机构，构成它的骨骼通过关节相互吻合，关节使骨骼联结成一体，并且可以自如活动，从而保证了骨骼框架的稳定性和灵活性。人体的关节分为三种类型，即不动关节、微动关节和滑膜关节。不动关节无法活动，微动关节可有一定的活动范围。人体的 400 个关节大多有滑膜关节参与，可以自由活动，例如膝关节和指关节。软骨也参与关节形成。在滑膜关节中各个骨端的表面被透明软骨所覆盖，同时纤维软骨也参与了不动关节和微动关节的形成。

两骨骼在关节处衔接

骨膜覆盖于骨干表面

滑膜可产生滑膜液

滑膜液充盈于关节间隙

透明软骨覆盖于骨端

纤维关节囊包裹整个关节

◀滑膜

在这些可以自由活动的关节中，骨骼末端均覆盖一层透明软骨。透明软骨与骨骼末端还间隔有一间隙，其中填充着黏稠的滑膜液。这种结合方式使关节在运动时产生的摩擦力，比冰块在冰上滑行时产生的摩擦力还小。纤维关节囊包绕关节处两骨的骨端，一些位于关节囊周围的条带样韧带可起到加强作用。滑膜居于关节囊内，分泌滑膜液。

滑膜关节要点

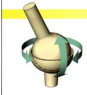

球窝关节

球窝关节可见于肩关节（肱骨和肩胛骨之间）和髋关节（股骨和骨盆之间），该类关节的运动幅度最大。其中一骨的球状骨端嵌入另一骨的杯状陷窝内，从而可以做任一方向的旋转运动。

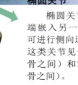

椭圆关节

椭圆关节是一骨的椭圆状骨端嵌入另一骨的椭圆状陷窝内，可进行侧向运动或从后向前运动。这类关节见于腕关节（桡骨和腕骨之间）和掌指关节（掌骨和指骨之间）。

合页关节

合页关节可见于肘关节、膝关节、指关节和趾关节中。合页关节只允许进行一个平面上的运动，即简单的伸直和弯曲。骨的圆筒状骨端嵌入另一骨的骨沟内，不能进行侧向运动。

旋转关节

旋转关节是一股骨端绕另一骨做旋转，比如颈部，第二颈椎的突起与第一颈椎的凹陷接合，从而能使头颅从一边转动到另一边。

平面关节

只要是属于平面关节的骨骼，其两骨骨端必定平坦，且紧密相接。该类关节只能做轻微的侧向滑动。手腕各个腕骨之间皆属于平面关节。

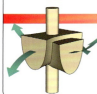

马鞍样关节

马鞍样关节包括两"U"形骨端，相互以恰当的角度嵌合，就像骑在马鞍上一样。拇指根部关节属于这一类型，可以让拇指进行各个方向的旋转运动。

颅骨只有一个滑膜关节，即下颌骨附着颅骨处

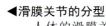

◀滑膜关节的分型

人体的滑膜关节大致分为六型：球窝关节、椭圆关节、合页关节、旋转关节、平面关节、马鞍样关节。分型依据为骨端形状和两骨在关节处相接合的方式。各类型关节还决定了关节运动的幅度，比如属于球窝关节的肩关节可以在不同的方向上进行运动，而属于合页关节的肘关节就只能进行一个方向上的前后运动。最左边表格用简单的示意图说明了每一类型关节如何进行运动；下面这张图则用不同的颜色对关键关节进行了标记。

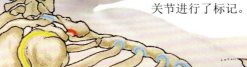

不动关节 ▶

如果构成头颅的各块骨骼能够活动，就可能损伤脑组织，因此头颅内的各块颅骨稳定地接合在一起，这种不能活动的关节称为骨缝。两颅骨参差不齐的边缘紧密结合在一起，像一根细锯。骨缝处有一薄层纤维组织来加强其稳定性，中年时期该薄层纤维组织被骨组织所取代，相邻两骨融合在一起。

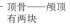

顶骨——颅顶有两块

矢状缝，位于左右两顶骨之间

◀ 半活动关节

正如标题所示，该类关节只能进行有限的运动，典型的例子就是脊柱椎体间的椎间盘（左图）。但是，当所有椎体的运动结合起来，就能使椎体灵活地向前、向后和侧向运动。椎间盘中心较柔软，由纤维软骨组织构成，当我们行走和跑动时，它可以起到减震的作用。

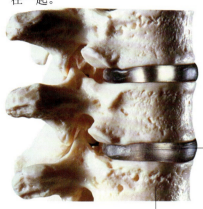

椎间盘连接上下椎体，椎体间关节属于半活动关节

椎体构成脊柱的一部分

打造人工软骨

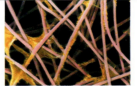
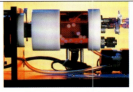

正在生长的软骨　　　工作着的生物反应器

科学家现在已经可以制造出人工软骨，以取代由于磨损、疾病和损伤导致的骨端软骨缺失。取患者的软骨细胞在合成纤维网（左上图）上进行培养，该过程需在一生物发生器内完成。生物发生器通过转动，确保所有的软骨细胞都能吸收到足够的营养物质，这样，就能够保证软骨细胞平衡地生长。然后，将人工软骨移植到受损关节的骨端，合成纤维渐渐分解，最后仅剩下人体需要的软骨组织。

▲ 关节脱位

当人体受到外部巨大的冲击，比如运动损伤和跌倒时，就会发生关节脱位。上图X射线体层摄影显示的是指关节，它与肩关节一样，很容易发生脱位。关节发生脱位时，会撕裂包绕关节的韧带，破坏关节周围的关节囊，以致关节疼痛、肿胀和淤血。关节脱位的治疗方法是医生对脱位骨骼进行手法复位，使其回到原来的位置。

◀ 关节置换

关节处的骨端都有保护性软骨覆盖，但是患病或受伤会磨损这种保护性软骨。由于软骨可以减少关节摩擦力，因此当它减少时就会产生关节疼痛和无法活动。这类受损关节可被人造假体替换，如左图X射线平片所示，替换后的"关节"固定于股骨或胫骨。

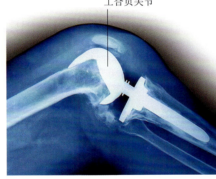

膝关节处的人工合页关节

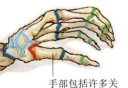

手部包括许多关节，使手部能灵活地运动

膝关节是人体内最大和最复杂的关节

脚踝处的合页关节，使足可以进行上下运动

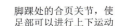

足部关节为我们运动提供了一个强健灵活的平台

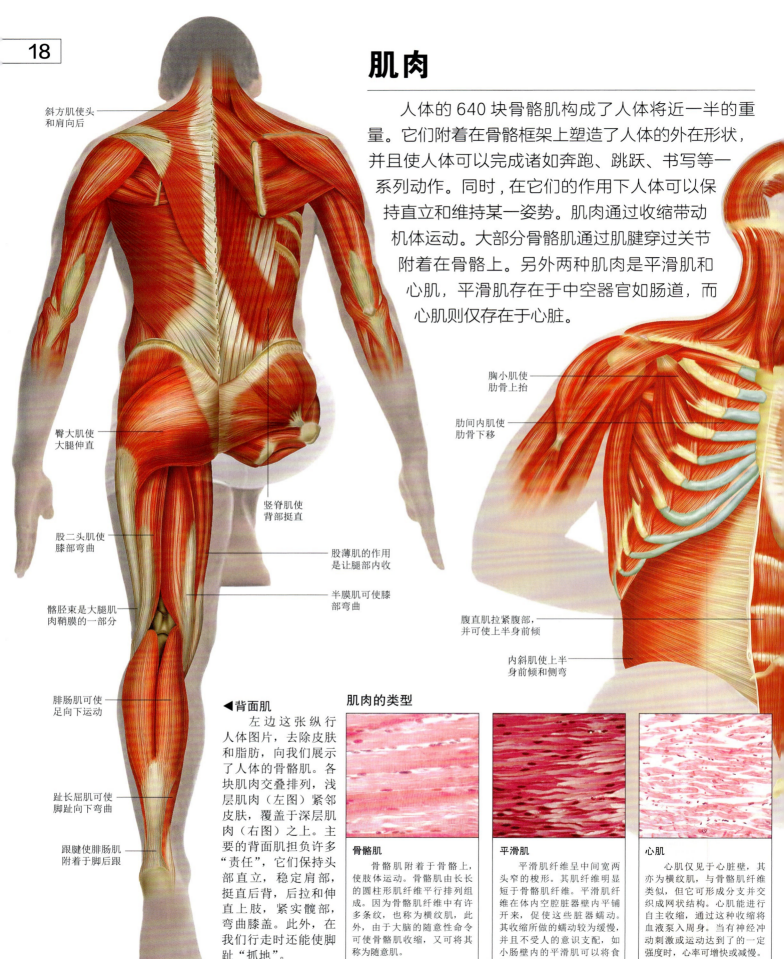

肌肉

人体的 640 块骨骼肌构成了人体将近一半的重量。它们附着在骨骼框架上塑造了人体的外在形状，并且使人体可以完成诸如奔跑、跳跃、书写等一系列动作。同时，在它们的作用下人体可以保持直立和维持某一姿势。肌肉通过收缩带动机体运动。大部分骨骼肌通过肌腱穿过关节附着在骨骼上。另外两种肌肉是平滑肌和心肌，平滑肌存在于中空器官如肠道，而心肌则仅存在于心脏。

斜方肌使头和肩向后

臀大肌使大腿伸直

竖脊肌使背部挺直

股二头肌使膝部弯曲

股薄肌的作用是让腿部内收

半膜肌可使膝部弯曲

髂胫束是大腿肌肉鞘膜的一部分

腓肠肌可使足向下运动

趾长屈肌可使脚趾向下弯曲

跟腱使腓肠肌附着于脚后跟

胸小肌使肋骨上抬

肋间内肌使肋骨下移

腹直肌拉紧腹部，并可使上半身前倾

内斜肌使上半身前倾和侧弯

◀ **背面肌**

左边这张纵行人体图片，去除皮肤和脂肪，向我们展示了人体的骨骼肌。各块肌肉交叠排列，浅层肌肉（左图）紧邻皮肤，覆盖于深层肌肉（右图）之上。主要的背面肌担负许多"责任"，它们保持头部直立，稳定肩部，挺直后背，后拉和伸直上肢，紧实髋部，弯曲膝盖。此外，在我们行走时还能使脚趾"抓地"。

肌肉的类型

骨骼肌

骨骼肌附着于骨骼上，使肢体运动。骨骼肌由长长的圆柱形肌纤维平行排列组成。因为骨骼肌纤维中有许多条纹，也称为横纹肌，此外，由于大脑的随意性命令可使骨骼肌收缩，又可将其称为随意肌。

平滑肌

平滑肌纤维呈中间宽两头窄的梭形。其肌纤维明显短于骨骼肌纤维。平滑肌纤维在体内空腔脏器壁内平铺开来，促使这些脏器蠕动。其收缩所做的蠕动较为缓慢，并且不受人的意识支配，如小肠壁内的平滑肌可以将食物沿肠道输送。

心肌

心肌仅见于心脏壁，其亦为横纹肌，与骨骼肌纤维类似，但它可形成分支并交织成网状结构。心肌能进行自主收缩，通过这种收缩将血液泵入周身。当有神经冲动刺激或运动达到了一定强度时，心率可增快或减慢。

肌腱由结实的
结缔组织构成

小腿肌肉通过长
长的肌腱拉动

腱鞘对肌腱
有润滑作用

眼轮匝肌可
使眼睛闭合

当人们咀嚼时，
咬肌使上颌上抬

口轮匝肌
包绕嘴唇

降口角肌牵
拉口角向下

三角肌使上肢从
前、后侧方上抬

胸大肌使上肢
向前和回收

肱三头肌
伸直肘部

肱二头肌
弯曲肘部

指深屈肌可
使指弯曲

外斜肌使上半
身前倾和侧弯

缝匠肌使大腿
弯曲和旋转

股四头肌使
膝部伸直

▲腱鞘

　　肌腱为结实的条索样或片样结构，可将骨骼肌联结在其支配的骨骼上。肌腱内为平行排列的、质硬的胶原纤维束，赋予肌腱强大的拉力。每一肌腱都是环绕肌肉的结缔组织的延续，嵌入骨骼外部，牢牢固定住肌肉。许多支配手指和脚趾的肌肉，分别位于前臂和小腿内，它们都有延展至指骨和趾骨的长长的肌腱。腱鞘包绕肌腱，可起到润滑肌腱的作用，使肌腱的运动更加顺滑。

电刺激

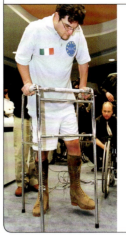

　　行走是一个复杂的过程，当腿部不同肌肉收到由脊髓传导的大脑信号时，需要以精确的"程序"进行收缩。
　　脊髓损伤时，则阻断了这些信号向肌肉的传导。但是研究者调查发现，应用人造电刺激可以帮助脊髓损伤患者康复，如左图。将电极装在患者腿部，通过发放电刺激使其腿部肌肉收缩，通过这种方法，患者可以简单行走。
　　该项技术还需要进一步完善，最大的困难是模拟大脑功能，以确保电极能发放肌肉收缩所需的正确信号。

▼姿势的保持

　　下图中的男子并非用他的骨骼肌进行运动，而是以此保持身体稳稳地处于瑜伽姿势。这张图想要阐明的事实就是，肌肉不仅用于运动，还可以保持姿势（如当我们坐或站立时）。保持一定的姿势时，肌肉仅有轻度的收缩，但仍然产生了强大的拉力。这种部分收缩可使身体肌肉稳定（称肌张力）、使肌肉不致在地球重力的作用下出现肌肉萎缩塌陷。仅当我们睡眠时，肌肉块才有所放松，这很好地解释了为什么当一个人打盹时，他的头总是往一边歪。

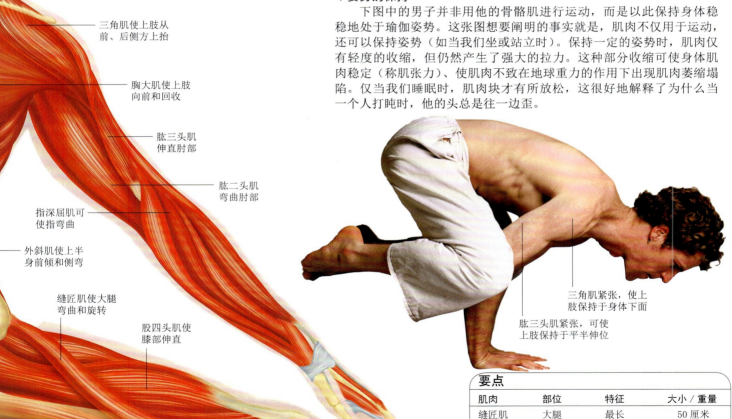

三角肌紧张，使上
肢保持于身体下面

肱三头肌紧张，可使
上肢保持于平半伸位

要点

肌肉	部位	特征	大小／重量
缝匠肌	大腿	最长	50 厘米
镫骨肌	耳朵	最短	0.5 厘米
外斜肌	腹部	最宽	45 厘米
咬肌	下颌骨	最有力	550 牛
臀肌	臀部	最松散	1 千克
竖脊肌	背部	最长的肌群	90 厘米

▲前方肌肉

　　上图显示的是人体前面的主要肌肉，左边为深层肌，右边为浅层肌。前方肌肉的作用有：产生面部表情，点头，歪头，向外、向前打开上肢，屈肘，使身体前倾和侧弯，弯曲大腿，行走、跑跳时伸直膝盖以及提足。前方肌肉和后方肌肉都有拉丁学名，用以描述其特征，如部位、形状和功能等。

比目鱼肌使
足部向下弯曲

结缔组织带起固
定肌腱的作用

肌肉收缩

　　肌肉由肌纤维组成，它们在大脑的电信号刺激下产生收缩。肌肉将化学能以葡萄糖的形式转换为动能（运动）以完成这一过程。每个骨骼肌纤维内部都由平行的肌原纤维井然有序地排列构成，其中包含的蛋白丝相互作用使肌纤维缩短产生肌肉收缩。肌肉只能做主动的牵拉但不能外推，为了使人体部位产生不同方向的运动，则需要两组方向相反的肌肉。

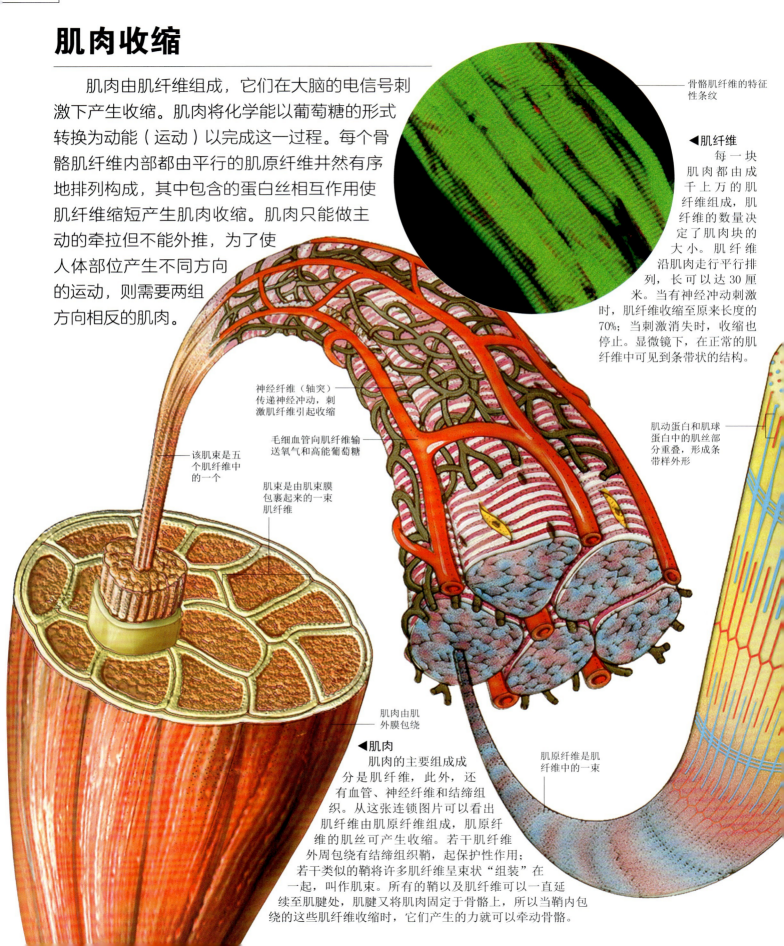

骨骼肌纤维的特征性条纹

◀肌纤维
　　每一块肌肉都由成千上万的肌纤维组成，肌纤维的数量决定了肌肉块的大小。肌纤维沿肌肉走行平行排列，长可以达30厘米。当有神经冲动刺激时，肌纤维收缩至原来长度的70%；当刺激消失时，收缩也停止。显微镜下，在正常的肌纤维中可见到条带状的结构。

神经纤维（轴突）传递神经冲动，刺激肌纤维引起收缩

毛细血管向肌纤维输送氧气和高能葡萄糖

该肌束是五个肌纤维中的一个

肌束是由肌束膜包裹起来的一束肌纤维

肌动蛋白和肌球蛋白中的肌丝部分重叠，形成条带样外形

肌肉由肌外膜包绕

◀肌肉
　　肌肉的主要组成成分是肌纤维，此外，还有血管、神经纤维和结缔组织。从这张连锁图片可以看出肌纤维由肌原纤维组成，肌原纤维的肌丝可产生收缩。若干肌纤维外周包绕有结缔组织鞘，起保护性作用；若干类似的鞘将许多肌纤维呈束状"组装"在一起，叫作肌束。所有的鞘以及肌纤维可以一直延续至肌腱处，肌腱又将肌肉固定于骨骼上，所以当鞘内包绕的这些肌纤维收缩时，它们产生的力就可以牵动骨骼。

肌原纤维是肌纤维中的一束

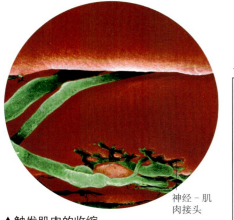

▲触发肌肉的收缩

被称为神经冲动的电信号可以触发肌肉收缩。来自大脑的神经冲动通过神经纤维，到达其分支的末端（绿色），支配它自己特定的肌肉纤维（红色）。当神经冲动传导入肌肉纤维，便会促发肌动蛋白/肌球蛋白相互作用，最终产生肌肉收缩。

神经-肌肉接头

成对的拮抗肌

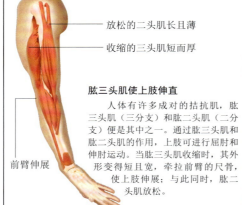

放松的二头肌长且薄
收缩的三头肌短而厚

肱三头肌使上肢伸直

人体有许多成对的拮抗肌，肱三头肌（三分支）和肱二头肌（二分支）便是其中之一。通过肱三头肌和肱二头肌的作用，上肢可进行屈肘和伸肘运动。当肱三头肌收缩时，其外形变得短且宽，牵拉前臂的尺骨，使上肢伸展；与此同时，肱二头肌放松。

前臂伸展

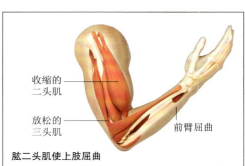

收缩的二头肌
放松的三头肌
前臂屈曲

肱二头肌使上肢屈曲

肱二头肌的作用与肱三头肌相反。肱二头肌的一端（起点）连接固定的肩部骨骼，另一端（止点）连接可活动的前臂的桡骨。像所有的肌肉一样，肱二头肌收缩时，也将止点向其固定的起点牵拉。当上肢屈曲时，肱二头肌变得短且粗，与此同时放松的肱三头肌则变得长且细。

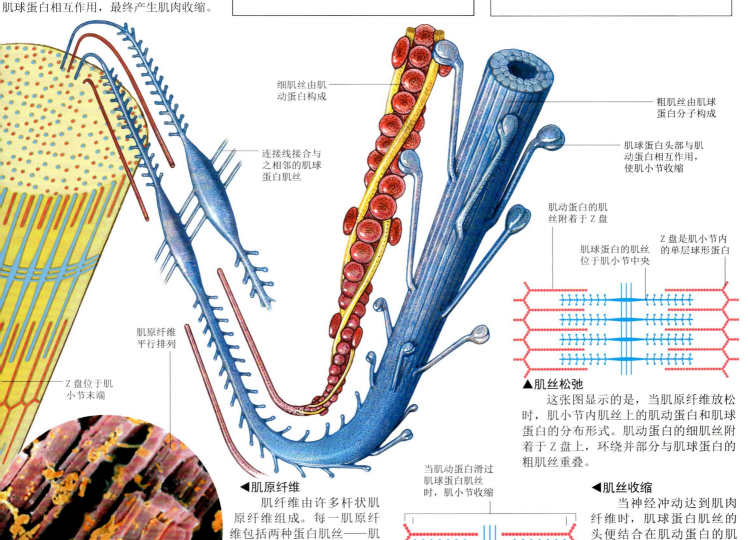

细肌丝由肌动蛋白构成

连接线接合与之相邻的肌球蛋白肌丝

粗肌丝由肌球蛋白分子构成

肌球蛋白头部与肌动蛋白相互作用，使肌小节收缩

肌原纤维平行排列

肌动蛋白的肌丝附着于Z盘

肌球蛋白的肌丝位于肌小节中央

Z盘是肌小节内的单层球形蛋白

Z盘位于肌小节末端

▲肌丝松弛

这张图显示的是，当肌原纤维放松时，肌小节内肌丝上的肌动蛋白和肌球蛋白的分布形式。肌动蛋白的细肌丝附着于Z盘上，环绕并部分与肌球蛋白的粗肌丝重叠。

◀肌原纤维

肌纤维由许多杆状肌原纤维组成。每一肌原纤维包括两种蛋白肌丝——肌动蛋白和肌球蛋白。通过两者的相互滑动，可使肌原纤维以及该肌原纤维所属的肌肉发生收缩。肌丝并不与肌原纤维等长，它们在肌小节内重复排列，居于两个硬币样Z盘之间。

当肌动蛋白滑过肌球蛋白肌丝时，肌小节收缩

◀肌丝收缩

当神经冲动达到肌肉纤维时，肌球蛋白肌丝的头便结合在肌动蛋白的肌丝上，通过一定能量的供应，两种肌丝反复旋转，向肌小节中央移行，并拉紧肌动蛋白肌丝，肌小节变短，进而产生肌肉收缩。这种收缩状态一直持续到神经冲动停止。

运动与锻炼

不同肌肉、骨骼和滑膜关节相互配合使得人体可以进行较大幅度的运动。当我们进行运动锻炼时，肌肉需要更多的氧和葡萄糖释放额外的能量，反应在机体上则表现为心率和呼吸频率的加快。人体能够做出有效反应依赖于它的适应性。适应性包括耐力、强度及灵活性，所有这些都可以通过定期规律的锻炼得到增强和提高，但不同的锻炼方式受益不同。

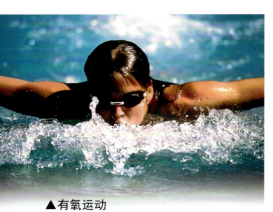

▲有氧运动

在进行各种形式的有氧运动（如游泳、快走和跑步）时，肌肉需要更多的氧气释放能量来保证有氧呼吸，机体随之加快心率和呼吸频率。每周进行有氧运动3次，每次坚持20分钟，可以显著提高人的耐力，使心脏功能更加强健，可以输送更多高效能的营养和氧气；使肌肉增加了血供和更多的线粒体，变得更有效率。

无氧运动▶

单手倒立保持身体平衡，或者短距离全速奔跑，都是无氧运动的典型例子。在这种高强度、短时间内的运动迅速地耗完体内氧气，所以需要启动无氧呼吸来释放能量。无氧呼吸对于短时间提供能量非常有效，但是会在机体内欠下"氧债"，这种氧气缺口必须通过运动终止后额外的呼吸来补偿。

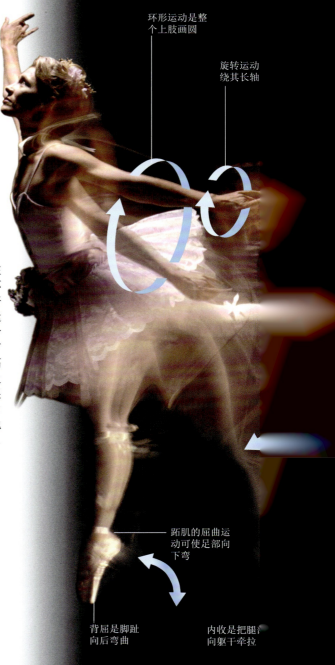

环形运动是整个上肢画圆

旋转运动绕其长轴

身体运动▶

右图的舞蹈演员在表演时采用了一系列不同的动作。弯曲和打开上肢涉及屈曲和伸直运动：屈曲是使关节处骨骼并拢；外展是使关节处骨骼分开。侧向抬高或还原的反复交替涉及内收和外展运动：外展是使肢体远离躯干；内收是使肢体还原。其他运动还包括旋转运动、环形运动和跖屈运动。

跖肌的屈曲运动可使足部向下弯

背屈是脚趾向后弯曲

内收是把腿向躯干牵拉

在这项运动中，上肢和肩部肌肉需要费力地支撑起身体，以保持身体处于固定的姿势

各种运动的好处		
活动	强度	耐力
游泳	★★★★	★★★
快走	★	★★
跑步	★★	★★★
快骑自行车	★★★	★★★
跳舞	★	★★★
瑜伽	★	★
打篮球	★★	★★★
打网球	★★	★★
爬楼梯	★★★	★★★
看电视		

屈曲运动是做弯曲的动作

运动监测

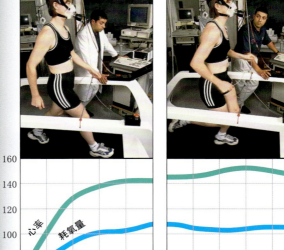

热身

当跑步者在跑步机上慢跑使其肌肉进行"热身运动"时，一名技术员开始对其进行监测。监测项目为跑步者的呼吸频率和耗氧量，此外跑步者还与监测器相连，以记录其心率快慢。下图显示跑步者的心率（左侧坐标—绿线）和耗氧量（右侧坐标—蓝线）。

持续运动

当跑步机的速度提高，跑步者全速运动时，她的心率和耗氧量都增加。跑步者的心脏在每次跳动时泵出更多的血液；心脏输出量达到5倍以上，以提供足够的氧气来满足腿部肌肉的超额需求。

恢复阶段

当跑步者停止运动时，其心率和耗氧量并不能马上恢复到正常水平。因为一部分肌肉要释放能量维持无氧呼吸，所以该跑步者仍然需要额外的氧气进行补偿。该过程中产生的废物——乳酸，要通过有氧呼吸进行处理。

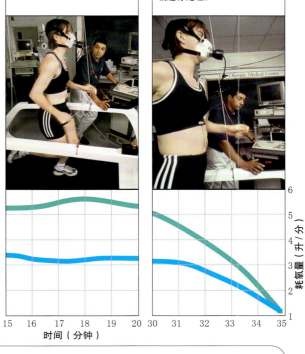

心率（次/分）
耗氧量（升/分）
心率
耗氧量
时间（分钟）

身体各组织的血流量

	血流量		
心肌	0.25 升/分		休息时血流量
	0.75 升/分		活动时血流量
肌肉	1.0 升/分		
		12 升/分	
皮肤	0.5 升/分		
	2.0 升/分		
消化系统	1.5 升/分		
	0.5 升/分		

当运动时，心脏比休息时多泵出4～5倍血液，但是身体各组织并不是平均分配多出的血量（上图）。为了能向骨骼肌提供较多的额外能量，它分得的血量剧增；心肌需要更多的血液来加速工作；皮肤需要更多的血液来释放热量。与此同时，流向消化器官的血量却减少。

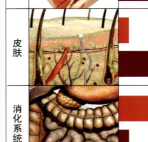

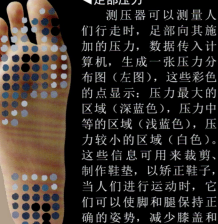

◀足部压力

测压器可以测量人们行走时，足部向其施加的压力，数据传入计算机，生成一张压力分布图（左图），这些彩色的点显示：压力最大的区域（深蓝色），压力中等的区域（浅蓝色），压力较小的区域（白色）。这些信息可用来裁剪、制作鞋垫，以矫正鞋子，当人们进行运动时，它们可以使脚和腿保持正确的姿势，减少膝盖和后背疼痛的风险。

外罩

皮肤包裹着整个人体，提供了一个耐水、防菌的外罩，在娇嫩的身体内部组织与糟乱的外界环境之间形成一道保护屏障。皮肤可以过滤阳光中有害的紫外线照射，帮助人体维持恒定的体温，由感受器探测接触和压力。皮肤分为两层，位于外层的是表皮，毛发和指甲从中生长出来，位于内层的是真皮。此外有一定数量的微生物生活在皮肤的表面。

指纹

表皮上的脊有助于抓握物体

腿部皮肤

表皮表面的凹凸不平

◀皮肤

尽管皮肤表面看起来非常平滑，但通过显微镜和放大镜，可以看到皮肤表面实际上凹凸不平。皮肤的鳞状上皮层以每分钟上万个细胞的速度持续进行代谢。手指和脚趾皮肤表面覆盖有微微突起的脊，有利于抓握物体和形成指纹。每一个人的指纹都是唯一的。

皮肤的纵切面▶

薄的表皮层形成皮肤表面，表皮层表面又覆盖一层鳞状上皮，由扁平的无功能细胞组成，这种细胞内充满了角蛋白——一种质硬、不透水的蛋白。当这些无功能的细胞损耗掉时，基底层新持续分裂的功能细胞取代它们的位置。真皮下结构更加复杂，有血管、神经纤维、汗腺和毛囊（毛发从这个深的小窝中长出）。皮脂腺附着于毛囊，可向毛发和皮肤分泌油脂，使毛发柔顺、皮肤不透水。

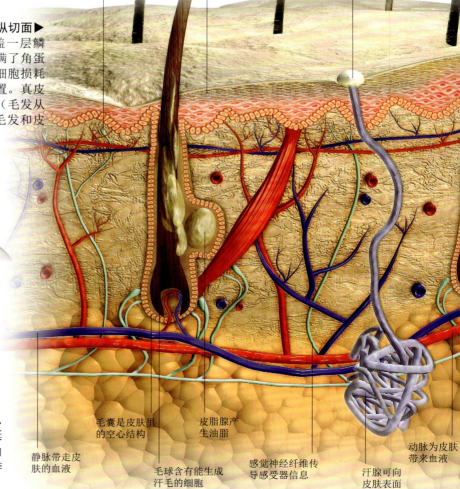

神经末梢负责感知和传导轻微触觉

鳞状上皮层包括扁平的无功能细胞

毛孔是汗腺的开口

毛囊是皮肤里的空心结构

皮脂腺产生油脂

静脉带走皮肤的血液

毛球含有能生成汗毛的细胞

感觉神经纤维传导感受器信息

汗腺可向皮肤表面排汗

动脉为皮肤带来血液

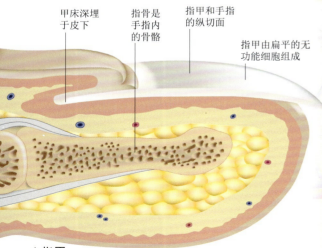

甲床深埋于皮下

指骨是手指内的骨骼

指甲和手指的纵切面

指甲由扁平的无功能细胞组成

▲指甲

指甲覆盖于指（趾）端，起保护作用，并能抓、挠和拾起细小的物体。指甲是坚硬、透明的表皮的延伸，由扁平的无功能细胞构成，细胞内充满坚硬的角蛋白。指甲的生长源自于不停分裂的甲床细胞，夏季生长较快，并且指甲的生长速度快于趾甲。

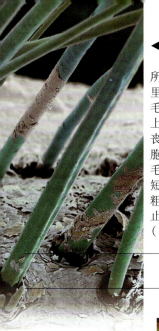

◀毛发

人的周身覆盖成千上万的毛发，所有毛发都生长在它们自己的毛囊里。毛囊基部的细胞不断分裂，形成毛发。由于被基部新生的细胞不断向上推，细胞内逐渐被角蛋白填充，并丧失活性。从毛囊分裂出的无功能细胞堆砌成柱状，即为我们肉眼可见的毛发。毛发可分为两种类型：细软、短小的汗毛，覆盖身体的大部分；较粗的头发，使头皮免受阳光照射和防止热量散失。此外，还有睫毛，睫毛（左图）对眼睛有保护作用。

— 睫毛从毛囊长出

— 囊点突出于毛囊

人造皮肤

右图可见两只镊子夹起的一层人造皮肤（表皮），它将用于治疗皮肤烧伤的患者。人造皮肤的制造过程大致为：细胞分裂阶段需要取得患者自己的一些表皮细胞，然后在富含营养物质的培养液中，使其在蛋白凝胶上生长。像图中这样的一层表皮，需要生长几周，而后即可移植到患者受损的皮肤处。

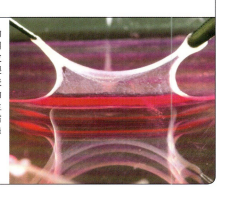

汗毛孔位于皮肤表面

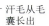

— 汗毛从毛囊长出

基底细胞层可产生新的表皮细胞

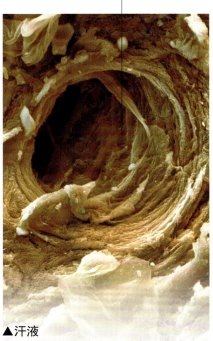

表皮较薄，位于皮肤的表层

真皮较厚，位于皮肤的内层

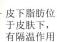

皮下脂肪位于皮肤下，有隔温作用

竖毛肌可使汗毛直立

▲汗液

环形的汗腺分泌汗液，通过毛孔排泄出来，如上图所示。汗液由99%的水分、盐和一些排泄物混合组成，经血液过滤，由汗腺排出。汗液的排泄受神经系统控制，当热的时候，向皮肤表面排出的汗液就会有所增加，汗液的蒸发可带走身体的热量，降低体温，从而有助于维持体温恒定。

痤疮▶

右图所示的炎症通常发生于面部、颈部、肩部和背部。由于青春期处于发育阶段，激素水平发生改变，一些毛囊的油脂分泌增多，以致这个年龄段痤疮多发。当皮脂堵塞毛囊，变硬，发黑，就形成了黑头。白头的形成则是由于皮脂包被了大量溢出毛囊的角蛋白，在这两种情况下，细菌可侵袭堵塞的皮脂，产生炎症和红肿。

堵塞的毛囊周围发生炎症

堵塞形成黑头

皮脂腺产生过多油脂

毛囊

毛球

皮肤、毛发和指甲的特征

皮肤重量	5千克
皮肤表面积	2平方米
皮肤厚度（眼睑）	0.5毫米
皮肤厚度（足底）	4毫米
表皮细胞每分钟脱落数量	5万个
头发数量	10万根
每天脱发的数量	75～100根
头发每月生长长度	10毫米
指甲夏季时每月生长长度	5毫米
趾甲夏季时每月生长长度	1.5毫米
人的汗毛孔数量	250万个

皮肤上的生物

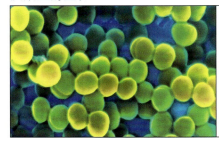

细菌

皮肤表面每平方厘米有1万～10万个微生物，主要是细菌（左图）。这些微生物适宜在温暖、潮湿的环境下生活。大部分寄生于皮肤的细菌对人体是无害的，它们通过形成团队有效地阻止有害病原体的入侵，以此来保持皮肤健康。

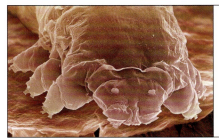

螨虫

左图所示为睫毛上螨虫的前端（腊肠样），它们"友好地"生活在大部分人睫毛的毛囊中，但是令人烦恼的是它们有时会带来疥螨病，当雌螨在皮下产卵时，疥螨病会相当严重。此时可用专杀螨虫的药剂治疗疥螨病。

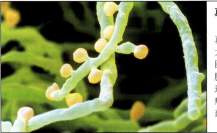

真菌

显微镜下可以看到皮肤上的真菌，它们是无害的，但是当其大量繁殖时，就会带来疾病。左图所示为真菌的菌丝，它可引起脚气——脚趾间痛、痒、裂口。进行长期训练的运动员易患此病，但是应用抗真菌药、保持脚部卫生，便可治愈。

敏感的皮肤

　　皮肤是一个重要的感觉器官。它有一系列的传感器，可以检测触摸、压力、振动、温度以及疼痛的变化。皮肤的敏感性因身体部位的不同而不同。传感器较多的部位如指尖，则敏感性强；传感器较少的部位如背部，则敏感性低。皮肤的表皮细胞产生一种叫黑色素的棕色色素，它能够过滤掉阳光中的有害紫外线。晒太阳可以增加黑色素的产生并增强皮肤的保护作用。同时，在大脑下丘脑的控制下，皮肤还具有维持恒定体温的作用。

神经末梢对疼、热、冷敏感

表皮为皮肤外层

调节体温

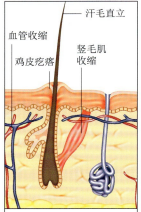

汗毛直立
血管收缩
鸡皮疙瘩
竖毛肌收缩

感到寒冷时
　　在寒冷的条件下，皮肤表面的血管收缩（变窄）以减少热量的散失。汗毛直立，出现鸡皮疙瘩。此外，还有寒战，使肌肉能够释放一定的热量。

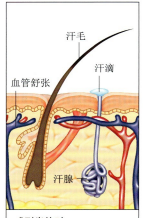

汗毛
汗滴
血管舒张
汗腺

感到炎热时
　　在炎热的条件下，皮肤接收"指令"进行散热。皮肤表面血管舒张（变宽），以辐射的形式散发热量。另外，皮肤表面出汗，蒸发作用也可以带走一部分热量。

皮肤感受器▶
　　皮肤包括多种感受器，大部分（默克尔盘、触觉小体、环层小体和鲁菲尼小体）为机械性刺激感受器，当它们受到挤压或牵拉时，即可向大脑或者脊髓发放神经冲动。触觉小体和默克尔盘位于真皮浅层，感知轻触；位于深层的环层小体感知压力和振动；鲁菲尼小体则对持续压力做出反应。游离神经末梢是伤害性感受器（痛觉感受器）或热敏感受器（温度感受器）。

真皮在皮肤内层较厚

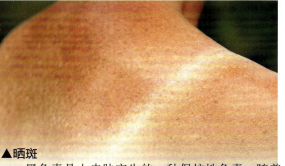

▲晒斑
　　黑色素是由皮肤产生的一种保护性色素。随着阳光照射的增多，黑色素生成增加，同时，皮肤颜色变深。但是如果浅（白）色皮肤突然暴露于阳光，尤其是夏季正午的强光，则可能产生晒斑，如上图所示。紫外线可使皮肤表面受到伤害，使皮肤发红和疼痛。反复出现的晒斑不仅会使皮肤迅速老化，而且增加患皮肤癌的危险。

恶性黑色素瘤

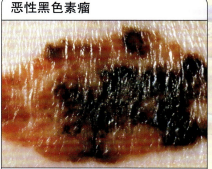

　　上图显示的是皮肤上由恶性黑色素瘤引起的深色不规则斑块，恶性黑色素瘤是一种虽然罕见但是恶性程度很高的皮肤癌。黑色素瘤作用于皮肤上皮的黑色素细胞，使后者产生黑色素，因此黑色素瘤呈现黑色。主要病因是过度暴露于强烈光线下，尤其是肤色较浅的人群。早期，可以通过外科手术切除。然而，如果未及时治疗，它可以迅速扩散到其他区域，其后果是致命性的。

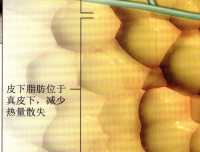

皮下脂肪位于真皮下，减少热量散失

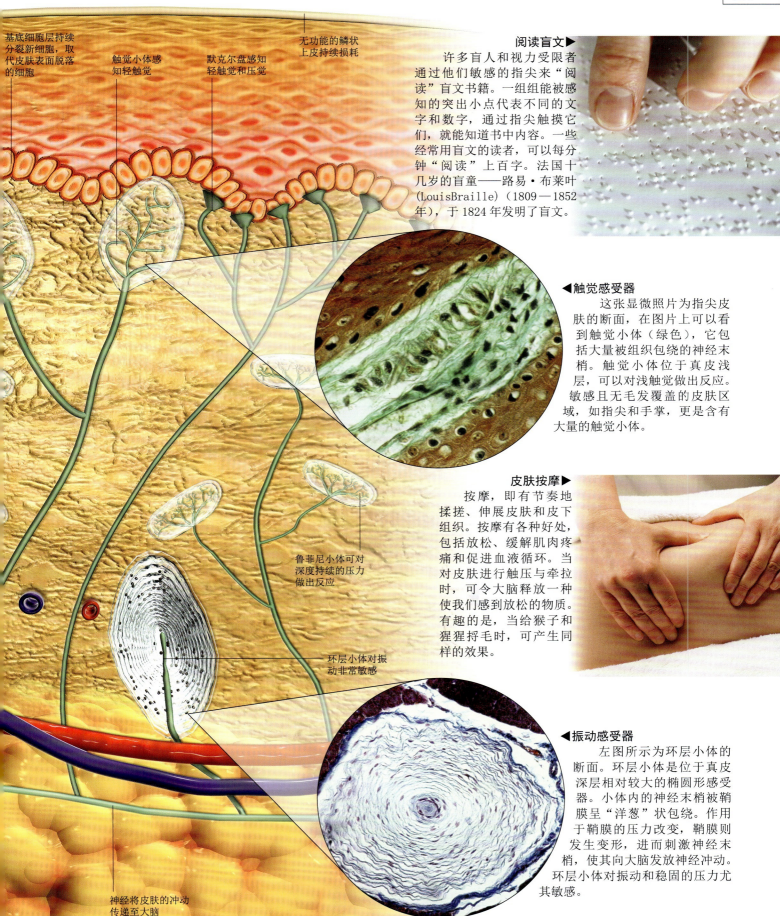

基底细胞层持续分裂新细胞，取代皮肤表面脱落的细胞

触觉小体感知轻触觉

默克尔盘感知轻触觉和压觉

无功能的鳞状上皮持续损耗

阅读盲文▶

许多盲人和视力受限者通过他们敏感的指尖来"阅读"盲文书籍。一组能被感知的突出小点代表不同的文字和数字，通过指尖触摸它们，就能知道书中内容。一些经常用盲文的读者，可以每分钟"阅读"上百字。法国十几岁的盲童——路易·布莱叶（LouisBraille）（1809—1852年），于1824年发明了盲文。

◀触觉感受器

这张显微照片为指尖皮肤的断面，在图片上可以看到触觉小体（绿色），它包括大量被组织包绕的神经末梢。触觉小体位于真皮浅层，可以对浅触觉做出反应。敏感且无毛发覆盖的皮肤区域，如指尖和手掌，更是含有大量的触觉小体。

鲁菲尼小体可对深度持续的压力做出反应

皮肤按摩▶

按摩，即有节奏地揉搓、伸展皮肤和皮下组织。按摩有各种好处，包括放松、缓解肌肉疼痛和促进血液循环。当对皮肤进行触压与牵拉时，可令大脑释放一种使我们感到放松的物质。有趣的是，当给猴子和猩猩捋毛时，可产生同样的效果。

环层小体对振动非常敏感

◀振动感受器

左图所示为环层小体的断面。环层小体是位于真皮深层相对较大的椭圆形感受器。小体内的神经末梢被鞘膜呈"洋葱"状包绕。作用于鞘膜的压力改变，鞘膜则发生变形，进而刺激神经末梢，使其向大脑发放神经冲动。环层小体对振动和稳固的压力尤其敏感。

神经将皮肤的冲动传递至大脑

眼睛与视力

　　视力是具有主导性的感觉，它把我们所处环境中无数的信息提供给大脑。眼睛则是视觉感受器，它包含了数百万个感光细胞，后者将神经冲动传递给大脑，大脑对外界的光线做出反应，将神经冲动重建为"可见"的三维图像。眼睛有一个内部系统可以控制射进眼睛的光线的数量，无论来自多远物体的光线都可被聚焦在视网膜上。

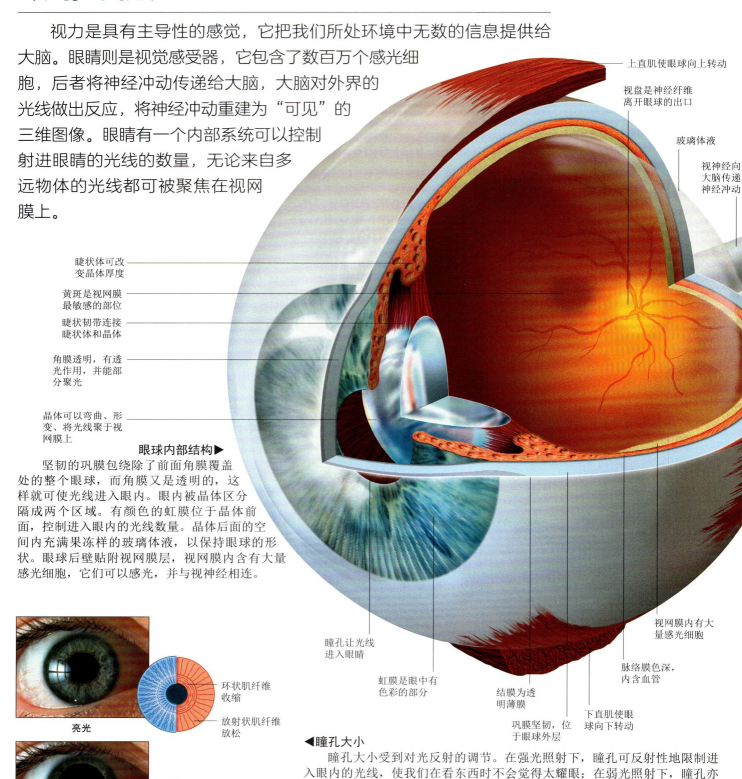

上直肌使眼球向上转动

视盘是神经纤维离开眼球的出口

玻璃体液

视神经向大脑传递神经冲动

睫状体可改变晶体厚度

黄斑是视网膜最敏感的部位

睫状韧带连接睫状体和晶体

角膜透明，有透光作用，并能部分聚光

晶体可以弯曲、形变、将光线聚于视网膜上

眼球内部结构▶

　　坚韧的巩膜包绕除了前面角膜覆盖处的整个眼球，而角膜又是透明的，这样就可使光线进入眼内。眼内被晶体区隔成两个区域。有颜色的虹膜位于晶体前面，控制进入眼内的光线数量。晶体后面的空间内充满果冻样的玻璃体液，以保持眼球的形状。眼球后壁贴附视网膜层，视网膜内含有大量感光细胞，它们可以感光，并与视神经相连。

瞳孔让光线进入眼睛

虹膜是眼中有色彩的部分

结膜为透明薄膜

巩膜坚韧，位于眼球外层

下直肌使眼球向下转动

视网膜内有大量感光细胞

脉络膜色深，内含血管

亮光

环状肌纤维收缩

放射状肌纤维放松

弱光

环状肌纤维放松

放射状肌纤维收缩

◀瞳孔大小

　　瞳孔大小受到对光反射的调节。在强光照射下，瞳孔可反射性地限制进入眼内的光线，使我们在看东西时不会觉得太耀眼；在弱光照射下，瞳孔亦可反射性地增加进入眼内的光线，使我们可以看清楚物体。虹膜有两套平滑肌纤维：放射状肌纤维的排列方式如车轮辐条，环状肌纤维的排列方式如同心圆。当遇强光时，环状肌纤维收缩，瞳孔缩小，进入眼中光线减少；当遇弱光时，放射状肌纤维收缩，瞳孔变大，进入眼中光线增多。

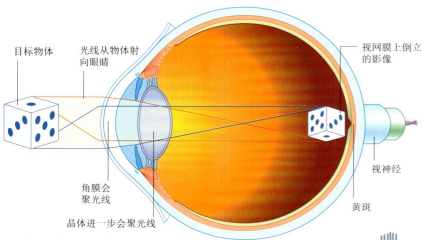

目标物体

光线从物体射向眼睛

视网膜上倒立的影像

角膜会聚光线

晶体进一步会聚光线

视神经

黄斑

视觉的特征	
眼球重量	7 克
眼球直径	2.5 厘米
全身感受器分布于眼球的比例	70%
单眼视杆细胞数量	1.2 亿个
单眼视锥细胞数量	650 万个
眼睛能分辨出的色彩种类	1 万
眼睛能看到烛光的最远距离	1.6 千米

▲视网膜上的聚焦成像

光线从物体进入眼中（上图为示意图），先被角膜折射，再被晶体折射，最终形成倒立影像，成像聚焦在视网膜上。当我们直接观察物体时，来自物体的光线会聚于黄斑（视网膜上最敏感的部分，由视锥细胞构成）。通过这一过程，可以使大脑对该物体产生一个清晰、具体的影像。

将影像传入大脑▶

我们将视网膜上的视锥细胞和视杆细胞（光敏感细胞）称为图像接收器。当光线聚焦于这些图像接收器时，便能产生神经冲动，由神经元收集后，经视神经纤维向大脑传递。在强光情况下，色彩的检测由三种视锥细胞完成，它们分别收集红、绿、蓝三种光线。大脑把输入的这些信息结合起来，产生完整的影像。

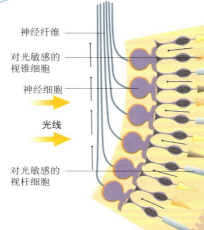

神经纤维

对光敏感的视锥细胞

神经细胞

光线

对光敏感的视杆细胞

视网膜断面

视杆细胞和视锥细胞▲

这张视网膜横断面的模式图显示的是视杆细胞和视锥细胞，两种细胞都能将光信号转化为电信号，向大脑传导。视杆细胞大约有1.2亿个，主要在弱光下起作用，对色彩不敏感，它们遍布整个视网膜层。视锥细胞大约有700万个，位于黄斑区，这些视锥细胞主要负责在强光下收集详尽的色彩信息。

右眼看到的影像

物体

视神经

视交叉

右侧视区

左眼看到的影像

视束

左侧视区

▲大脑成像

神经冲动沿视神经传入双侧大脑半球的视区，在这里重建我们"看到"的物体影像。视神经内的神经纤维在视交叉处汇合，由于一部分神经纤维穿越到对侧，因此来自双眼右半侧的信号都经过右侧视区，来自双眼左半侧的信号都经过左侧视区。通过对比双侧视区信号的不同，大脑能判断出我们所视物体的远近距离和空间三维。

变焦

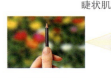

睫状肌放松

调焦看远物

晶体变平

远处视物

晶体对光线焦距的调节（晶体变形），取决于物体的远近。当物体较远，其光线则接近平行，晶体对光线只做轻度折射即可聚焦于视网膜上。此时，晶体周围的睫状肌放松，眼球内液压拉紧睫状肌环，晶体变扁平。

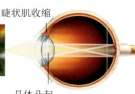

睫状肌收缩

对焦看近物

晶体凸起

近处视物

来自近处物体的光线在进入眼球时发生偏离（散开）。此时，晶体变得凸起，使光线发生一定程度的弯曲，以聚焦于视网膜上。睫状肌环收缩，不再牵拉晶体，晶体即恢复原有的凸起形态。

听觉与平衡

耳朵是主要隐藏在颅骨内部的感觉器官。它们探测声音并帮助身体保持姿势平衡。每只耳朵均可分为外耳、中耳、内耳三部分。声音进入耳朵后由位于内耳的声音感受器所探测，它们传递神经信号给大脑，大脑再将这些信号重建为声音。位于内耳的平衡感受器负责探测位置和身体运动。平衡器所感受到的信息加上分布于肌肉、关节和眼睛的感受器所采集的信息，它们组合在一起确保人体处于直立和平衡状态。

耳朵结构▶
外耳道长 2.5 厘米，与外界相通，可将声音传递至鼓膜。耳郭属于外耳，负责收集进入耳内的声波；耵聍腺分泌耵聍，不仅能清理外耳道，还能防止小虫进入耳朵里。中耳亦与外界相通，有三块听小骨"站岗"。内耳有半规管，内有充满液体的管道。耳朵里能"听"到声音的结构是耳蜗；维持身体平衡则是前庭器的"职责"。

鼓膜▶
鼓膜看起来像一张拉紧的鼓面，也叫作鼓室膜。鼓膜封闭外耳道，作为与中耳的分界，是半透明的结缔组织膜（右图）。当声波通过外耳道最终传导至鼓膜，鼓膜通过振动把声音能量传递给位于中耳的听小骨。

▼声音传导通路
声波撞击鼓膜使其振动，进而牵动 3 块相连的听小骨进行活塞样运动，这种活塞运动又牵拉前庭窗一进一出。上述一系列连锁运动最终引起位于耳蜗部弯曲的半规管内液体的振动，致使螺旋器上毛细胞的纤毛弯曲。毛细胞接收信号，发出神经冲动，沿蜗神经进入大脑听区，在这里，神经冲动转化为声音。

◀听小骨
中耳与外界相通，内有 3 块微型骨骼，分别是锤骨、镫骨和砧骨。锤骨与鼓膜相连，镫骨与前庭窗（覆盖在内耳入口处的薄膜）相连。当声波引起鼓膜振动，听小骨负责将这种振动传导至内耳。

毛细胞▲
耳蜗的螺旋器上一共有 15 000 个毛细胞，它们的作用是把振动的声波转化为神经冲动。毛细胞瘦长，顶部有一簇呈"V"形的纤毛。振动的声波通过引起半规管内液体缓缓流动，使毛细胞的纤毛弯曲，毛细胞感受到这种信号，进而产生神经冲动，传入大脑。

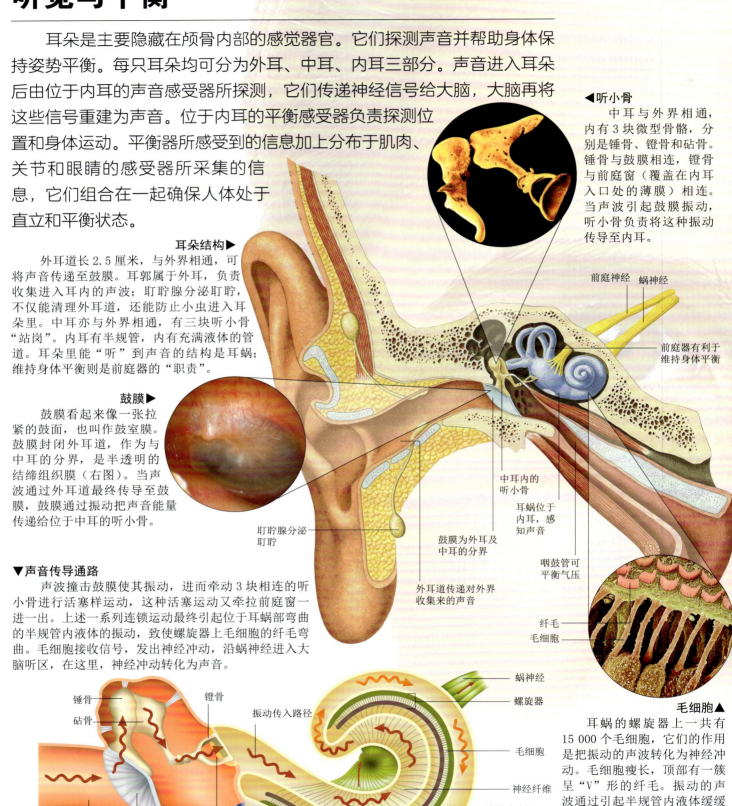

前庭神经　蜗神经

前庭器有利于维持身体平衡

中耳内的听小骨

耳蜗位于内耳，感知声音

咽鼓管可平衡气压

鼓膜为外耳及中耳的分界

外耳道传递对外界收集来的声音

耵聍腺分泌耵聍

纤毛
毛细胞

蜗神经
螺旋器
毛细胞
神经纤维
神经冲动沿蜗神经传递
振动触动毛细胞的纤毛

锤骨
砧骨
镫骨
振动传入路径
外耳道
鼓膜
前庭窗

三个半规管
的其中之一

充满液体的管道
位于半规管内

前庭神经将前庭器
的信号传入大脑

壶腹含有
壶腹帽

壶腹帽含
有毛细胞

椭圆囊感知水
平和倾斜运动

椭圆囊斑
呈水平状

球囊斑呈
垂直状

球囊感知
垂直运动

平衡器 ▲

在内耳有两套充满液体的平衡器。它们向大脑发送最新的有关身体运动和位置的神经冲动，以帮助维持身体平衡和姿势。椭圆囊和听小骨内的毛细胞感知直线加速和减速运动以及头部运动时的方位。三个半规管相互间处于合适的角度时，可以感知头部旋转的方位。

传感重力和加速度

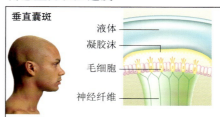

垂直囊斑

液体
凝胶沫
毛细胞
神经纤维

水平运动

当头部水平位时，椭圆囊斑呈直立状（左图）。囊斑的凝胶块内含有敏感的毛细胞，且携带耳石——碳酸钙的结晶（白色粉末）。神经纤维从毛细胞发出，进入前庭神经。

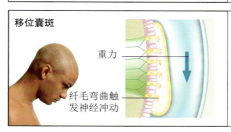

移位囊斑

重力

纤毛弯曲触
发神经冲动

倾斜或加速

当头向前倾斜时，耳石的重力作用可使囊斑向下滑动，进而引起毛细胞向大脑发送信号；水平运动可产生同样的效果。听小骨受垂直运动的作用，比如在乘坐电梯时。

传感旋转运动

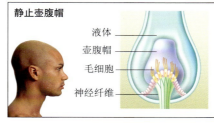

静止壶腹帽

液体
壶腹帽
毛细胞
神经纤维

静止

三个半规管一起作用，以感知速度和头部旋转时的方位。每一个半规管的基部都有膨大，叫作壶腹。壶腹内含有胶冻样壶腹帽（左图所示为静止壶腹帽），毛细胞就位于壶腹帽中。

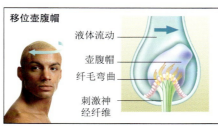

移位壶腹帽

液体流动
壶腹帽
纤毛弯曲
刺激神
经纤维

旋转

当头部旋转时，半规管内液体向相反的方向流动，使壶腹帽倾斜。这一变化刺激毛细胞向大脑发放神经冲动。当三个半规管相互间处于合适的角度时，可以感知头部旋转的方位。

频率

声音的频率是声音引起空气振动的速度。高频率的声音音调较高；低频率的声音音调较低。年轻人可以听到频率在 20 ～ 20 000 赫兹范围内的声音，但是这个范围的上限会随着年龄的增加而有所降低。其他动物能听到各种不同频率范围的声音如下。

动物	最小频率（赫）	最大频率（赫）
人（10 岁）	20	20 000
人（60 岁）	20	12 000
金鱼	20	3000
狗	60	45 000
青蛙	100	3000
猫	60	65 000
海豚	75	150 000
蝙蝠	1000	120 000

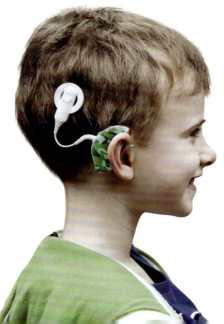

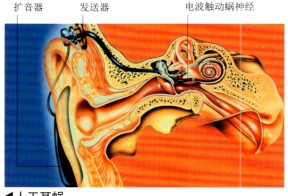

扩音器　发送器　电波触动蜗神经

◄ 人工耳蜗

在某些情况下，植入人工耳蜗可以帮助听力严重受损的人。一根很小的金属线通过外科手术植入耳蜗，金属线与位于耳郭外的接收器连接。由扩音器探测到声音，传至声音处理器，再由声音处理器发送信号，经过发送器传递至耳蜗内金属线。信号刺激蜗神经，向大脑发放神经冲动，进而感知我们听到了什么样的声音。

味觉与嗅觉

　　味觉与嗅觉是相互关联的感官，因为二者都依赖于化学感受器，它们可以探测溶解于水中的化学物质。嗅觉的敏感度是味觉的 1 万倍。味觉与嗅觉可以使我们探测和鉴别味道与气味，比如感知烟雾或者苦味毒药等，从而躲避危险。这两种感官在不同的人身上有很大的差异，这就是为什么品酒师和品菜师可以依靠其特别敏感的味觉与嗅觉来获得职业的原因。

鼻和口▶

　　嗅觉感受器位于鼻腔内。当它们感应到气味时，便首先向边缘系统发放神经冲动——边缘系统是大脑内掌管情感和记忆的区域，这就很好地解释了为什么有些气味能引起人们强烈的情绪反映。味觉感受器位于舌头表面，并通过两条脑神经向大脑味觉区发送神经信号。

左侧大脑半球

嗅觉通路通向边缘系统

嗅球向大脑发出神经冲动

嗅神经纤维传递来自嗅觉感受器的信号

嗅上皮

鼻腔

鼻

口

嗅球

嗅神经元

神经纤维穿过筛骨

感受器细胞

支持细胞

气味分子

上皮

▲感知嗅觉

　　嗅觉感受器集中位于鼻腔内的嗅上皮组织。当嗅上皮内的感受器细胞感受到空气中的气味分子时，它们就发出神经信号，沿着神经纤维穿越颅骨筛孔进行传递——筛孔构成鼻腔的顶部。这些信号由嗅球接收，再继续向大脑传递。

◀嗅纤毛

　　每一个嗅觉感受器细胞的顶端都发出 10～20 根毛发样纤毛。当鼻腔吸进空气，其中的气味分子溶解于稀薄黏液中，覆盖在嗅上皮和纤毛之上。嗅纤毛上有接收气味分子的多种位点，每一种位点对应相应的气味，当气味分子结合在对应的位点时，感受器细胞便发出神经冲动至大脑。这样一来，我们就可以感知并辨别气味究竟是来自玫瑰还是篝火。

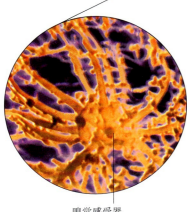

嗅觉感受器

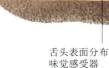

舌头表面分布味觉感受器

脑神经传递来自舌头的信号

迷走神经从喉咙的味蕾传递信号

神经从舌头后部传递味觉信号

轮廓乳头能感知苦味

丝状乳头感知温度和质地

舌神经从舌头前部传递触觉信号

面神经从舌头前部传递味觉信号

菌状乳头能尝出四种不同的味道

职业品尝师

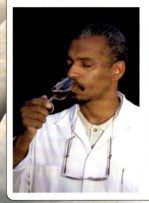

有些人天生对气味和味道极为敏感，也许会以此为生，比如品茶师、品酒师或香薰师。他们这种天赋经过后天的培训、锻炼，可以精准到能够区别不同气味间的细微差别。

这位品酒师正在根据气味、口味以及其滋味，鉴定红酒的优劣。通常形容红酒的词汇，如"橡木味"或"柠檬味"，则是用来反映红酒的综合口味。此外，品酒师还通过观察红酒的颜色和透明度来进行鉴定。

舌头味觉感知▶
我们可将体验过的味觉分成五种基本类型——甜、咸、酸、苦和鲜。

神经信号从舌头到左侧大脑半球的传导路径

▼舌头表面

舌头表面覆盖有许多突出物，称为乳头，下图为放大许多倍的舌头表面。舌头表面的乳头可分为两种类型：蘑菇样的菌状乳头边缘有味蕾存在；钉样的丝状乳头缺乏味蕾，但是可以在咀嚼时黏住食物。舌头也有感受器，有利于我们感知食物的质地和温度，比如，它们可以让我们区别滚烫的土豆或冰凉的冰激凌。此外，乳头还能让我们感知到痛觉。

味觉和嗅觉要点汇总

味蕾数量	10 000 个
嗅觉感受器的数量	上百万个
舌头感知的味道种类	4 种
人类能闻到的气味种类	10 000 种
嗅上皮面积	5 平方厘米
能闻到的气味分子密度最小值（加入天然气中使其有气味的甲基硫醇）	1/25 亿
嗅觉的基因数目	1000 个

味蕾上开有味孔

舌表面细胞

纤毛感知由唾液溶解的物质

当感受到味觉时，感受器细胞发放神经信号

支持细胞支撑味觉细胞

神经纤维向大脑传递神经信号

舌头上的感受器感知食物的质地和温度

菌状乳头上有味蕾

味蕾▶
每个味蕾由感觉细胞和支持细胞组成，它们相互交织，像图中的橙子样分组位于味孔下。咀嚼时，食物和饮料中的化学物质溶解于唾液，进入味孔，被突出于感觉细胞顶端的味觉纤毛感知，刺激感觉细胞产生神经冲动，传递至大脑味觉中枢，进而产生味道的体验。

大脑控制中枢神经系统

颈丛发出神经分布于颈肩部

脊髓传递大脑与身体其他部分之间的信息

桡神经支配使肘部伸直的肌肉

正中神经支配使腕部和手指的屈曲的肌肉

臂丛发出神经分布于上肢和手

腰丛发出神经支配腹壁和腿部肌肉

尺神经支配使腕部和手指屈曲的肌肉

骶丛发出神经分布于臀部和腿部

腓总神经支配小腿肌肉，使足部抬高

胫神经支配腓肠肌，使足部可以上下运动

神经和神经元

神经系统控制和支配着人体大部分的活动，神经系统包括数十亿个相互关联的神经元（神经细胞），神经元将被称为神经冲动的高速电子信号传送到宏大的通信系统，这个系统能够收集和处理信息并发出指令。在大脑和脊髓这个构成中枢神经控制系统的部位，神经元都聚合在一起，而在其他部位，它们都分散到各个神经，神经则负责将信息在中枢神经系统和身体其他部位之间进行传递。

◀神经网络

中枢神经系统（大脑和脊髓）和巨大的神经网络可以使神经系统遍布身体各个部分。神经像是一根能够传递信息的电线，绝大多数可以在身体与中枢神经系统之间进行双向传递。在周围神经系统，感觉神经元从感受器向中枢神经系统传递神经冲动；运动神经元从中枢神经系统向肌肉和其他器官传递神经冲动。在中枢神经系统，联络神经元负责传递和处理信号。

坐骨神经是人体最长和最粗的神经，支配屈腿的肌肉

神经外膜包绕整个神经

脂肪细胞的存在，使人们在运动时神经可以弯曲

神经束膜包绕肌束

神经束的一根轴突

动脉为神经提供氧气和营养

▲神经的微观结构

神经纤维，或者说轴突，是神经元的延伸，可以连接身体和中枢神经系统，众多神经纤维集结为神经，以电线样的形式从脊髓或者大脑发出。在神经内部，纤维结缔组织（神经束膜）包绕大量平行的轴突，形成神经束。若干神经束与血管和保护性脂肪相结合，被构成神经外鞘膜的上皮所包绕。

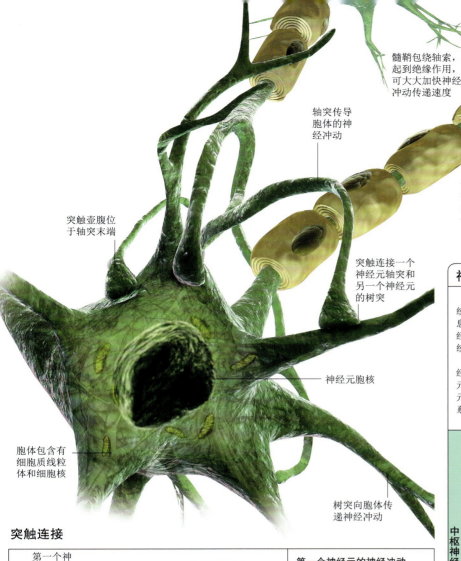

髓鞘包绕轴索，起到绝缘作用，可大大加快神经冲动传递速度

轴突传导胞体的神经冲动

髓鞘间沟可使神经冲动沿轴突呈现跳跃式传递

突触壶腹位于轴突末端

突触连接一个神经元轴突和另一个神经元的树突

神经元胞核

胞体包含有细胞质线粒体和细胞核

树突向胞体传递神经冲动

◀神经元

每个神经元胞体内都含有细胞核、树突（短的线样结构）和轴突（长的线样结构）。其中树突将神经冲动传递至胞体；轴突将神经冲动传递给相邻的神经元。许多神经元的轴突都有脂质髓鞘包被，使轴突"绝缘"，进而可使神经冲动以100米/秒的速度沿轴突呈"跳跃式"传导。每一个神经元都与其他许多神经元相联系。

神经系统

神经系统分可为中枢神经系统和周围神经系统。中枢神经系统（大脑和脊髓）共同协作，通过加工处理由感受器收集到的信息，向肌肉和其他器官发送指令来控制身体的各种活动。周围神经系统包括全部由大脑和脊髓发出的神经，接受来自中枢神经系统的神经冲动，并继续将冲动传递至身体其他部分。

周围神经系统分为感觉神经、运动神经和自主神经。感觉神经对身体内外发生变化的各种信息进行采集，将信息沿感觉神经元传输至中枢神经系统。运动神经接受意识性支配，由运动神经元执行大脑向骨骼肌发出的"指令"。自主神经传递由中枢神经系统发出的"指令"，控制内脏器官的自主活动。

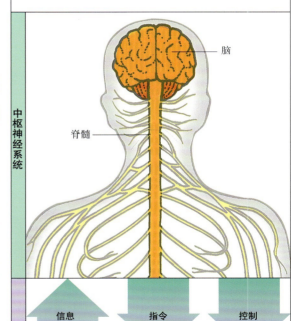

脑

脊髓

中枢神经系统

周围神经系统

信息　　指令　　控制

感觉神经　　运动神经　　自主神经

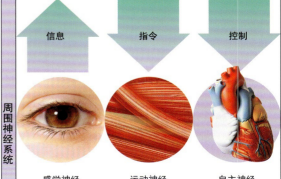

感觉神经　　运动神经　　自主神经

感觉神经通过感受器及内环境变化（如膀胱充盈）来"告知"机体外环境的情况

运动神经向四肢发放信息，使得全身各块肌肉可以进行有意识的活动（如招手或踢球）

内脏器官的工作（如呼吸和心跳）是由自主神经来自动调控的

突触连接

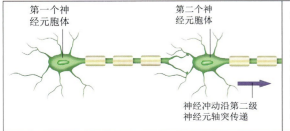

第一个神经元胞体　　轴突　　突触指两个神经元间的连接

神经冲动从第一个神经元的轴突向邻近神经元传递

髓鞘　　树突

第一个神经元的神经冲动

神经元相接处称为突触，突触间有一个小小的间隙。神经冲动沿神经元轴突高速传递，在神经元的末端，轴突末梢与相邻神经元的树突于突触处相遇。神经冲动以化学形式而非电形式进行传递。

突触间隙

神经递质释放

小囊泡

突触壶腹

通道关闭

神经递质打开通道，离子进入，触发神经冲动

神经冲动通过第二个神经元继续传递

化学传递

轴突终末为突触壶腹，内有含神经递质的小囊泡（红色），神经递质使神经冲动通过突触间隙。当神经冲动到达壶腹，小囊泡释放神经递质分子，进入突触间隙，触发下一个神经元产生神经冲动。

第一个神经元胞体　　第二个神经元胞体

神经冲动沿第二级神经元轴突传递

第二个神经元的神经冲动

新产生的神经冲动沿第二个神经元的轴突继续传递。所有残留在突触间隙的神经递质都被酶分解，因此，第二个神经元在无外界刺激的情况下，不会反复被激发出神经冲动。突触间的冲动不能沿相反方向传递。

脊髓

脊髓是一个从大脑基底部一直延伸到背部的圆柱形神经组织。它作为脑与人体之间的信息传递通道，在控制身体和处理信息方面起到非常重要的作用。脊髓同样控制人体的很多反射性动作，这些反射性动作是在没有意识介入时即迅速产生的反应，它们常常能够保护人体避免某些危险。

脊髓和神经▶

脊髓顺着后背从大脑基底部一直向下延伸至腰椎，其直径还不及一根手指粗。31 对脊神经分布广泛，控制人体大部分的骨骼肌，并且承载和传递来自周身（包括皮肤）感受器的传入信息。

大脑是整个脑部产生意识的部分

小脑是整个脑部控制运动的部分

脑干连接脑部和脊髓

脊髓从脑部沿后背向下延伸

成对的脊神经附着在脊髓上

脊神经腰段支配后背下部和腿部

背神经骶段支配臀部、腿部、足部和生殖区域

对损伤的扫描

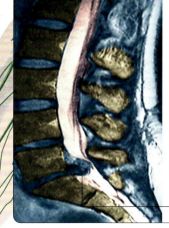

椎间盘居于相邻的两个椎体之间，是一个微动关节，它能够缓解骨骼间的冲击。每一个椎间盘包括坚硬的纤维环和胶冻样髓核。左图为髓核下段脊柱的磁共振成像扫描图片，可以看到：纤维环有时会发生破损，胶冻样髓核（蓝色）突出，挤压脊髓（白色）。这种损伤可造成后背疼痛和腿部无力，通常被称作椎间盘突出症。

突出的椎间盘压迫脊髓中的神经

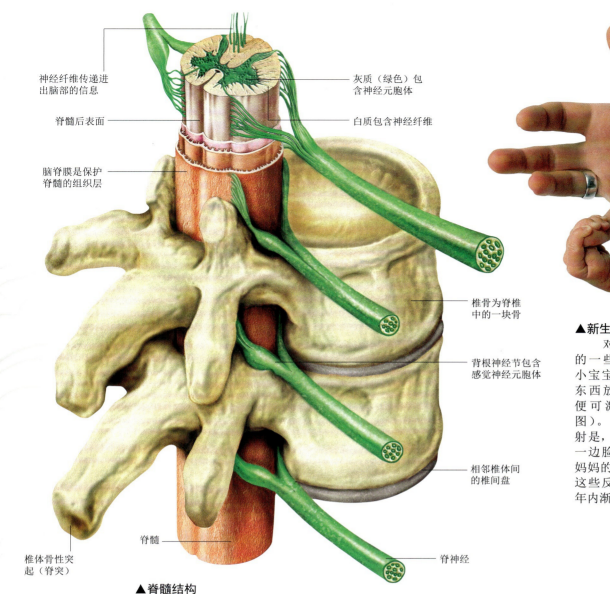

神经纤维传递进出脑部的信息

脊髓后表面

脑脊膜是保护脊髓的组织层

椎体骨性突起（脊突）

脊髓

灰质（绿色）包含神经元胞体

白质包含神经纤维

椎骨为脊椎中的一块骨

背根神经节包含感觉神经元胞体

相邻椎体间的椎间盘

脊神经

▲脊髓结构

椎弓形成的管道，以及被称作脑脊膜的三层结缔组织，可以对脊髓起到保护作用。脊髓中央为灰质，外周为白质。灰质传输感受器和运动神经元间的信号；白质包含神经纤维，传递进出大脑的信号。脊神经从相邻椎体间发出。

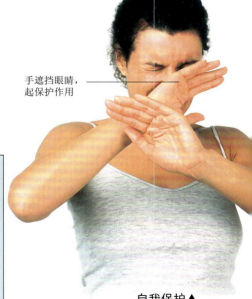

▲新生儿反射活动

对生存来说至关重要的一些原始的反射活动，小宝宝一出生就有。当有东西放入小宝宝手心时，便可激发抓握反射（上图）。另外一种固有的反射是，当轻轻触摸小宝宝一边脸蛋时，他转头寻找妈妈的乳头，并张嘴吮吸。这些反射在婴儿出生后一年内渐渐消失。

手遮挡眼睛，起保护作用

自我保护▲

一些反射不是由脊髓，而是由大脑来操作。比如，反射通过三个层次来达到保护眼睛的目的：当遭遇很小的威胁（如昆虫），我们可通过眨眼来保护眼睛；当遭遇一些潜在的危险（快速飞行物），我们则会自动向后扭头；当遭遇最大的危险（化学试剂喷向脸部），我们则会举起手挡住面部。

痛觉反应

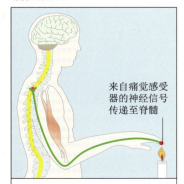

伤害刺激

当有一些尖或热的物体接触身体时，回避反射是一种自动的自我保护反应。皮肤和指尖的疼痛感受器感知蜡烛火焰的灼烧刺激，从感觉性神经元向脊髓发放神经冲动。冲动穿越脊髓，到达相关神经元。

来自痛觉感受器的神经信号传递至脊髓

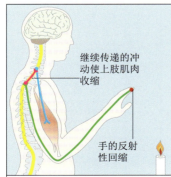

继续传递的冲动使上肢肌肉收缩

手的反射性回缩

自动退缩

在疼痛刺激被发觉的几毫秒（1秒的1‰）内，神经冲动已经传递至运动神经元。这些神经元接收到冲动，"指挥"前臂屈曲。当接收到冲动，前臂的肌肉纤维收缩，令前臂弯曲，并使手指在受到更大伤害之前移开蜡烛火焰。

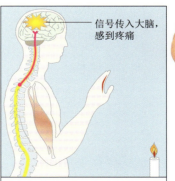

信号传入大脑，感到疼痛

感到疼痛

脊髓的神经纤维向大脑的感觉区传递神经冲动，从而产生疼痛感。这种现象仅发生在回避反射之后，这是因为冲动通过反射弧的时间远远少于冲动抵达大脑的时间。

控制中心

脑是整个神经系统的控制中心，它包括成千上万个相互关联的神经元。人脑的主要部分——大脑，产生和发出神经信号，使我们能够感知周围的环境，达到一个协调的状态，去想象、创造、学习并认识自我。大脑的两半——左大脑半球和右大脑半球，各自控制对侧的身体。其他大脑区域则负责身体功能的自主控制，例如呼吸、眨眼、力量和心率。

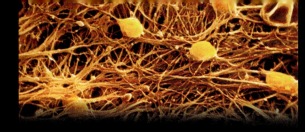

脑部的神经元▲
上图所示仅为数亿个神经元中的几个，它们形成脑部巨大的交通网络和信息处理系统。每一个神经元都可通过一亿个以上的突触（神经元之间的间隙）与上百个，甚至上千个其他神经元形成联系，构成强大的通路网络。

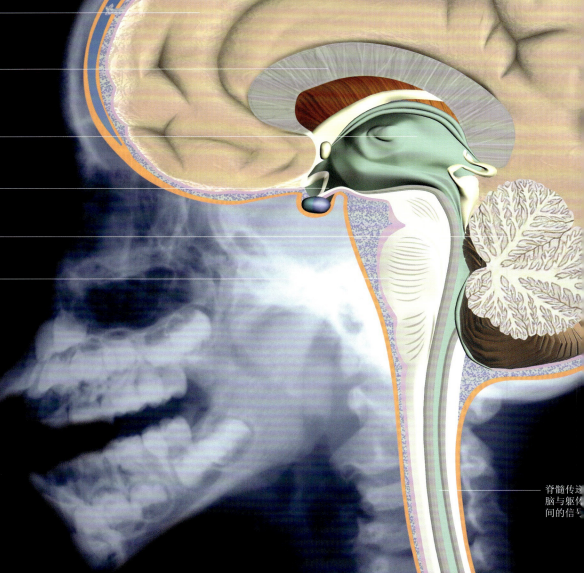

颅骨形成坚硬的保护性外壳

蛛网膜下腔位于两层脑膜之间，含有大量可吸收的液体

矢状静脉走行在大脑顶部带走缺氧的血液

右侧大脑半球掌管左侧躯体

胼胝体连接左右大脑半球

丘脑向大脑传递躯体的感觉性信号

下丘脑调节睡眠、饥饿感和体温

小脑控制运动

脑干掌管如呼吸，心率等重要功能

脊髓传递脑与躯体间的信号

脑的内部结构▶
右图所示为脑的纵切面，主要包括三个区域：大脑、小脑与脑干。左、右大脑半球占脑部重量的85%，丘脑和下丘脑位于其下部。小脑协调运动和平衡。脑干连接大脑和小脑，控制一些生命活动（如呼吸）。颅骨和三层脑膜共同保护脑部。

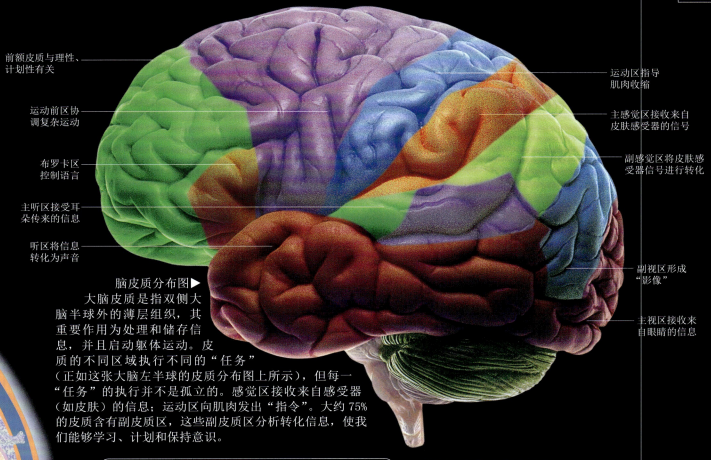

前额皮质与理性、计划性有关

运动前区协调复杂运动

布罗卡区控制语言

主听区接受耳朵传来的信息

听区将信息转化为声音

运动区指导肌肉收缩

主感觉区接收来自皮肤感受器的信号

副感觉区将皮肤感受器信号进行转化

副视区形成"影像"

主视区接收来自眼睛的信息

脑皮质分布图▶

大脑皮质是指双侧大脑半球外的薄层组织，其重要作用为处理和储存信息，并且启动躯体运动。皮质的不同区域执行不同的"任务"（正如这张大脑左半球的皮质分布图上所示），但每一"任务"的执行并不是孤立的。感觉区接收来自感受器（如皮肤）的信息；运动区向肌肉发出"指令"。大约75%的皮质含有副皮质区，这些副皮质区分析转化信息，使我们能够学习、计划和保持意识。

脑卒中（又称中风）患者的脑部受到怎样的损伤

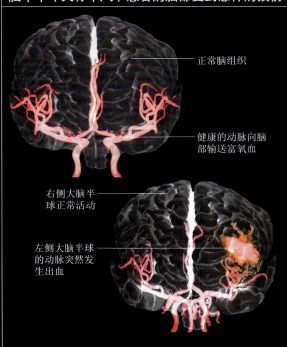

正常脑组织

健康的动脉向脑部输送富氧血

右侧大脑半球正常活动

左侧大脑半球的动脉突然发生出血

这些磁共振血管成像扫描图显示的是，脑的前面观和供应脑的动脉。脑的各项活动需要消耗人体1/5的富氧血，而且，如果血液的供应中断，脑神经元就会迅速死亡。左上的扫描图显示健康动脉向左、右半球供应富氧血；右下的扫描图显示脑卒中患者的脑——供应左侧大脑半球的动脉破裂出血，该区域神经元随之缺血死亡，进而导致患者右侧躯体瘫痪。脑卒中也可以由动脉内的血栓引起。

大脑和手指间的信息传递

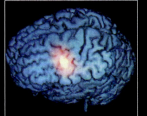

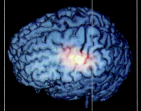

运动前

脑磁图记录脑活动时的表现。这两张脑磁图记录的是掌管右手食指活动的一组神经元的活动情况。其中从第一张图上可以看到，在手指运动之前的几毫秒内，左侧皮质运动区的神经元在向手指肌肉发出"指令"，正表现出活性（粉红）。

运动中

第二张脑磁图上显示，感觉区神经元在发出运动"指令"后40毫秒出现亮光。这一现象发生的大致过程为，运动神经元接收来自手指肌肉的信息，手指肌肉正在收缩，食指正在运动。

每一次运动都需向大脑"报告"

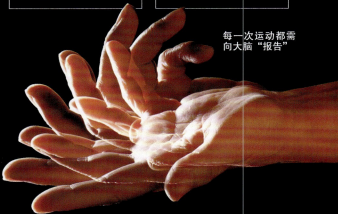

大脑力量

大脑使我们能够思考、学习和进行创造性活动，而如果我们不具有记忆能力的话，这些都是不可能做到的。我们会忘记自己所经历的绝大多数事情，但重要的，给人印象深刻的事件、事实和技能却会被作为长期记忆终生存储下来。大脑边缘系统作为大脑的一部分，在记忆形成和使我们能够体验情感方面具有一定的作用。睡眠是一个意识发生改变的状态，它使人体得到休息，大脑得以处理白天所接收到的信息，包括形成记忆。

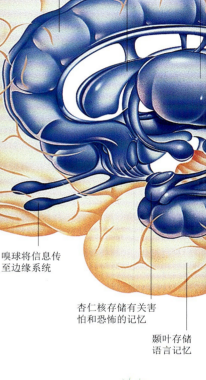

前额皮质操控短期记忆

扣带回修正行为和情感

壳核存储有关技能的记忆

丘脑

嗅球将信息传至边缘系统

杏仁核存储有关害怕和恐怖的记忆

颞叶存储语言记忆

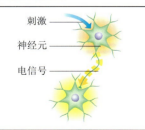

边缘系统▶

边缘系统（蓝色）位于脑的深部，是一个复合结构，环绕在脑干上部。边缘系统掌控如生气、高兴等情绪反应，并且保护我们远离危害，它对记忆形成也有一定作用。比如，杏仁核能对危害进行估评，让我们产生害怕的感觉；海马能使我们存储和回顾记忆。

◀记忆产生

记忆的产生包括几个阶段。感觉性记忆可以记住一闪而过的印象，如画面、声音和气味。其中一些感觉性记忆为短期记忆，即记住即时出现在人们脑中的各种印象，这些记忆大部分随后被遗忘。但是在遇到大事件（如见到火灾现场）的情况下，我们可产生深刻的印象，此时神经元表现出强烈的活性，随着时间的过去，就会演变成一种长期记忆。

记忆如何形成

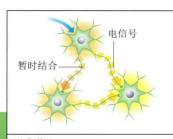

联系

我们对以往每一种经历的记忆，都是通过脑神经元以一定的形式发放而形成。如果短期记忆时神经元的发放形式不断重复，就可形成长期记忆。当神经元接受了强烈的刺激，就会向相邻的神经元发送神经冲动。

刺激 神经元 电信号

形成联系

当神经冲动从一个神经元传递至临近神经元时，可以使后者的反应更加敏感，神经元间进行暂时结合，使它们能够共同发出神经冲动。后者的神经冲动进一步发送到与它们相邻的其他神经元，并加以诱导。这样一来，涉及若干神经元的发放形式就建立起来了。

电信号 暂时结合

牢固连接

当我们回忆一项事件时，某组相关神经元反复发放冲动，相互间形成牢固的结合。此后，该组神经元将长期保持这种共同的发放形式，与第一次共同发放的形式一模一样。这种结合在我们遇到印象深刻的事件时更容易建立，比如博览会上见到的高个子小丑。

永久结合

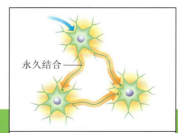

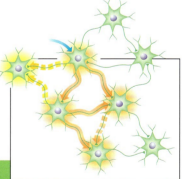

扩大的神经发放网络

随着重复次数的增多，另外一些神经元链也被纳入，构成一个扩大的神经发放网络，引起长期记忆。神经发放网络越复杂，短期记忆就越容易变为长期记忆，而且越持久。每一个神经元链负责记忆不同的方面，以便完整地回忆事件。

高个子的小丑▶

在博览会的各个景象中，戴礼帽的高个子小丑给一个兴高采烈的孩子留下了最为深刻的印象。她一有机会便回头看看小丑，引起一组神经元的迅速活动。随后，她向朋友和家人反复讲述这个小丑，还画了小丑的样子，这样一来，每个细节就都进入了她的长期记忆。无论什么时候该组神经元发放冲动，有关小丑的经历都会重现。

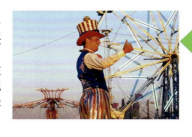

海马是重要
的记忆结构

长期记忆

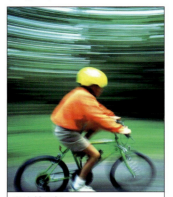

程序性记忆

程序性记忆是对技能的记忆，比如骑自行车和弹钢琴，需要从实践中获得记忆。这些记忆存储在壳核（脑的一部分）中，壳核是用来处理复杂运动的部分。如果没有程序性记忆，蹒跚学步的孩子会忘了如何行走，年轻人会忘了如何使用手机。

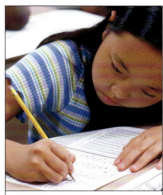

语言记忆

语言记忆存储于双侧大脑半球的颞叶，用来学习词汇、语言、要点、句子意思以及理解我们周围的世界。为了能够读书和写字，我们必须弄懂语言记忆中词语的意思。

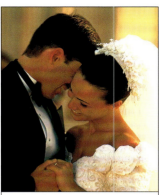

片段式记忆

片段式记忆存储于贯通大脑皮质的区域，负责记录具体的事件，如来到新学校的第一天、家人结婚或者让人激动不已的节日。浏览照片是进行片段式记忆的好办法，通过浏览照片可以回忆起特殊日子里的主要事件。

小脑控制运动和平衡

工作记忆▶

有效记忆或者说短期记忆，使我们能够记住一闪而过的所见、所听以及其他感觉，并存储足够的供我们执行各种操作的时间。如果告知我们一个电话号码，我们便可启动短期记忆，顺利拨打该号码。短期记忆就像是一张便笺，提供解决问题的部分方法，同时在我们阅读时记录下句子的思想。大部分短期记忆只能保留几秒钟，然后就消失了。但是比较重要的短期记忆会通过海马转化为长期记忆。

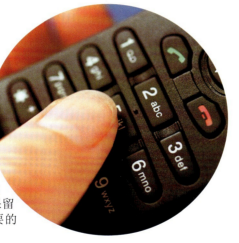

害怕和恐惧

害怕是人体的一种固有感觉，这种感觉对于我们的日常生活非常有用，因为它可以提醒我们远离危险的事物。然而，有些人对于某一事物的害怕超出了其对所有事物的害怕程度。我们把这种超乎寻常的害怕称为恐惧，比如对老鼠（下图）、蜘蛛、苍蝇或者身处旷野的害怕。某些情况下，恐惧可干扰我们正常的生活，但是人们可以采取有效措施来减少这种干扰的影响。

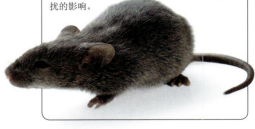

睡眠状态

| | 觉醒 |
| 快速动眼相 |
| 慢速动眼相（第1阶段）|
| 慢速动眼相（第2阶段）|
| 慢速动眼相（第3阶段）|
| 慢速动眼相（第4阶段）|

0 1 2 3 4 5 6 7 8 9
睡眠时间

◀睡眠形式

大部分成年人每天需要 7～8 小时的睡眠时间，学龄儿童需要 10 小时的睡眠时间。睡眠由慢速动眼相和快速动眼相反复交替组成。快速动眼相占较大比例。慢速动眼相按睡眠深度，划分为 4 个阶段。脑波形是指脑细胞电活动的形式。脑电图可追踪记录脑波形，并揭示睡眠中脑波形会发生怎样的改变。

▲慢速动眼相：第1阶段

浅睡眠期，脑电图上出现 α 波，这种波形也出现在人们清醒和放松时。

▲慢速动眼相：第2阶段

随着睡眠的加深，睡眠者更加不易醒来。脑电图的波形变得更加不规则。睡眠者仍然可有动作。

▲慢速动眼相：第3阶段

虽然睡眠者还有动作，但是他的呼吸、心跳和体温都渐渐下降。表示深度睡眠的 δ 波出现。

▲慢速动眼相：第4阶段

深睡眠阶段，脑电图中主要是 δ 波。脑活性减低，呼吸与心率降到最低。

▲快速动眼相

α 波出现，表示脑处于活跃状态。睡眠者身体不再出现动作，但是当其做梦时眼睛快速转动。

化学信息

与神经系统相似，内分泌系统同样控制着人体的大部分功能。它由分散于人体上身的腺体组成，这些腺体释放出来的化学性激素在血液中播散并参与规律性活动，例如发育和生殖。垂体是控制其他腺体的"主管"腺体，它所释放的激素可以触发其他腺体分泌它们各自的激素。

内分泌腺▶

人体的内分泌腺分布于头部、颈部和躯干。有一些腺体，如甲状腺，本身又是器官；另外一些腺体，如胰腺、卵巢和睾丸，还有其他的功能。箭头所示（要点见下表）为垂体激素的作用。

垂体激素

生长激素

人体生长激素，也叫生长素，能使我们的身体长高并进行自我修复。生长素可刺激大多数体细胞分裂和增大，但它的主要"目标"是骨骼肌和骨骼。在孩童时期，生长激素还能促进骨代替软骨。

卵泡刺激素和黄体生成素

卵泡刺激素（FSH）和黄体生成素（LH）刺激生殖系统。对于女性，它们可以刺激卵子发育促使从卵巢中释放以及分泌性激素（雌二醇）；对于男性，它们可刺激精子的产生以及睾酮的释放。

抗利尿激素

抗利尿激素（ADH）可促进肾脏内的肾单位重吸收血液里更多的水分。这样一来，尿液就会相应减少，有利于维持体内水含量的平衡。当下丘脑感到到血液内水分较少时，垂体就会释放 ADH。

促肾上腺皮质激素

促肾上腺皮质激素（ACTH）作用于肾上腺外部（皮质），刺激肾上腺分泌调节新陈代谢的类固醇激素。该类激素有助于控制血液里的水、盐含量，更重要的是有助于机体应对压力。

促甲状腺素

促甲状腺素（TSH）刺激甲状腺释放两种激素——甲状腺素和三碘甲状腺原氨酸，共同调节新陈代谢率和机体的生长。就像其他前叶激素一样，下丘脑刺激 TSH 的释放。

催产素

催产素由下丘脑分泌，垂体前叶释放，用两种方式作用于女性机体：当生产时，催产素使子宫壁收缩；当生产后宝宝吮吸乳头时，刺激乳房分泌乳汁。

泌乳素

在女性生产前后，垂体腺前叶释放的泌乳素刺激乳腺产生乳汁。下丘脑的泌乳素释放因子（PRH）控制泌乳素的释放，当母乳喂养时，可以刺激释放 PRH。

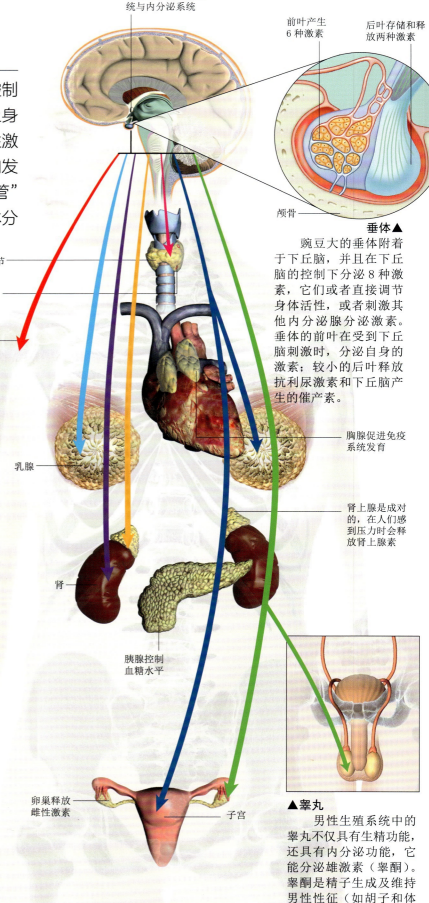

下丘脑联系神经系统与内分泌系统

前叶产生 6 种激素

后叶存储和释放两种激素

颅骨

垂体▲

豌豆大的垂体附着于下丘脑，并且在下丘脑的控制下分泌 8 种激素，它们或者直接调节身体活性，或者刺激其他内分泌腺分泌激素。垂体的前叶在受到下丘脑刺激时，分泌自身的激素；较小的后叶释放抗利尿激素和下丘脑产生的催产素。

甲状腺调节代谢速度

甲状旁腺有助于控制人体血钙水平

生长激素刺激体细胞生长与分裂

乳腺

胸腺促进免疫系统发育

肾上腺是成对的，在人们感到压力时会释放肾上腺素

肾

胰腺控制血糖水平

卵巢释放雌性激素

子宫

▲睾丸

男性生殖系统中的睾丸不仅具有生精功能，还具有内分泌功能，它能分泌雄激素（睾酮）。睾酮是精子生成及维持男性性征（如胡子和体型）所必需的。

负反馈

激素通过改变特定靶细胞的活性来起作用。当靶细胞内或表面受体与激素结合，便会触发细胞内的变化。

血液里每一种激素的水平都受到精确的调控，以使靶细胞不至于做出过大或过小的改变。这一目标可通过负反馈系统得以实现，它能自动地调节激素释放。以甲状腺素为例：甲状腺可作用于大多数体细胞，提高它们的代谢率，其释放受到由垂体释放的促甲状腺素的调控。

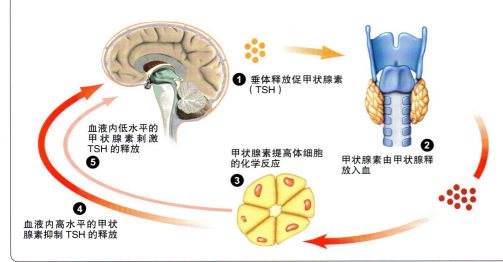

垂体释放促甲状腺素（TSH）

血液内低水平的甲状腺素刺激TSH的释放
5

甲状腺素提高体细胞的化学反应
3

甲状腺素由甲状腺释放入血
2

血液内高水平的甲状腺素抑制TSH的释放
4

1 垂体腺
下丘脑分泌促甲状腺素释放素（TRH），后者刺激垂体腺释放促甲状腺素（TSH）。

2 甲状腺
TSH激活甲状腺，并刺激甲状腺分泌甲状腺素，随血液注入全身各部。

3 体细胞
甲状腺素结合在靶细胞表面，加快细胞内化学反应的速率，进而提高机体的新陈代谢速度。

4 高水平甲状腺素
当血液内甲状腺素水平升高时，下丘脑减少TRH的释放。随着垂体腺分泌TRH的减少，甲状腺生成的甲状腺素也随之减少。

5 低水平甲状腺素
如果血液内甲状腺素水平降低，TRH的产生和释放则增加，甲状腺生成的甲状腺素也随之增加。

瞳孔放大，以使更多的光线进入眼睛

心率增加，向肌肉输出更多血液

呼吸增快以获取更多的氧供应血液

注入肌肉的血量增加

血糖水平升高

▲勇敢面对或仓惶逃跑

当一个人遇到威胁或压力时，如上图看到的这个人一样，机体会迅速做出反应——神经冲动刺激肾上腺分泌肾上腺素。与其他激素不同，肾上腺素加快呼吸和心跳，提高血糖水平，使富余的血液流向肌肉。这些变化保证了肌肉获取充足的能量，无论他是准备面对还是准备逃脱。这一反应我们称之为防御反应。

胰腺的激素▶

胰腺有两种作用：腺泡细胞释放消化酶；称作胰岛的一簇细胞释放胰岛素和胰高血糖素。胰岛素降低血糖，胰高血糖素升高血糖。通过两者的作用，使血糖维持在一个稳定的水平，从而保证细胞可以得到持续的能量供应。

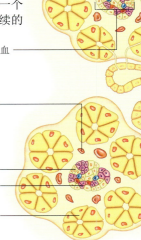

胰岛分泌激素入血

血液带走胰腺的激素

β细胞分泌胰岛素
α细胞分泌胰高血糖素

腺泡细胞向导管内分泌消化酶

胰岛素的应用▶

有些人的胰腺分泌很少或者不分泌胰岛素，由此而引起的疾病叫作糖尿病。如果离开了胰岛素，血糖的水平就不能控制，细胞就不能得到所需的能量。糖尿病患者可通过注射胰岛素来维持血糖水平，还有一些患者用胰岛素笔（右图）为机体提供一定的胰岛素。

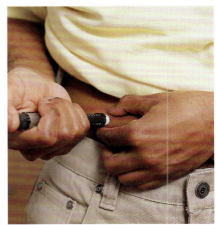

血液循环

在心脏的泵血功能作用下，血液携带着氧、能量和激素循环遍布人体全身各细胞，同时带走代谢产物。心脏、血管与血液一起构成了人体的循环系统。动脉携带富氧血从心脏流向人体各组织，静脉则携带着乏氧血返回心脏（这种作用上的转换发生在心肺循环之间）。人体的主要循环通道像一个"8"字形，携带着氧从肺经由毛细血管网输送到身体各个组织。

循环系统▶

血管从心脏延伸至全身各处。右图所示为人体的主要血管，其中右侧肢体显示动脉，左侧肢体显示静脉。主动脉（人体最大的动脉）将心脏及其分支的血液输送至全身各处。上腔静脉和下腔静脉（人体最大的静脉）向心脏回输全身大量静脉分支的血液。

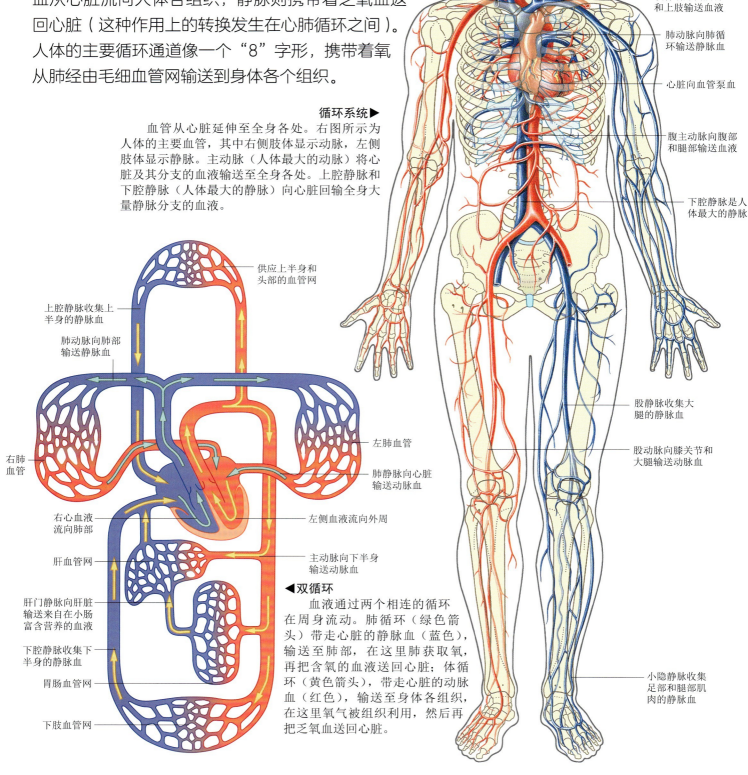

供应上半身和头部的血管网

上腔静脉收集上半身的静脉血

肺动脉向肺部输送静脉血

右肺血管

右心血液流向肺部

肝血管网

肝门静脉向肝脏输送来自小肠富含营养的血液

下腔静脉收集下半身的静脉血

胃肠血管网

下肢血管网

左肺血管

肺静脉向心脏输送动脉血

左侧血液流向外周

主动脉向下半身输送动脉血

◀双循环

血液通过两个相连的循环在周身流动。肺循环（绿色箭头）带走心脏的静脉血（蓝色），输送至肺部，在这里肺获取氧，再把含氧的血液送回心脏；体循环（黄色箭头），带走心脏的动脉血（红色），输送至身体各组织，在这里氧气被组织利用，然后再把乏氧血送回心脏。

颈动脉向头部和脑组织供血

锁骨动脉向胸部和上肢输送血液

肺动脉向肺循环输送静脉血

心脏向血管泵血

腹主动脉向腹部和腿部输送血液

下腔静脉是人体最大的静脉

股静脉收集大腿的静脉血

股动脉向膝关节和大腿输送动脉血

小隐静脉收集足部和腿部肌肉的静脉血

血管类型

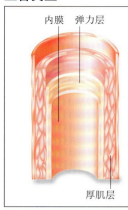

动脉

内膜　弹力层

厚肌层

动脉向组织输送来自心脏的血液。血管壁坚韧、有弹性，相对较厚，可以抵抗心脏射出的高压血流的冲击。当心脏收缩时，动脉扩张，容纳从心脏射出的血液；当心脏舒张时，动脉回缩，将血液继续推入各个组织。我们可以通过脉搏感知这一活动所产生的压力波。

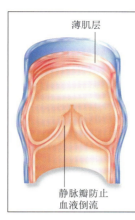

静脉

薄肌层

静脉瓣防止血液倒流

静脉将各组织的血液回输至心脏。静脉壁薄，与同一等级的动脉相比，它的肌层要薄很多，这是因为静脉不需要缓冲高压血流。虽然静脉内的低压血流意味着它们难以回流到心脏，但是静脉内的瓣膜在血液向心流动时打开，倒回时关闭，可以有效地阻止这一结果的发生。

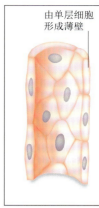

毛细血管

由单层细胞形成薄壁

血管中数量最多的就是毛细血管，它们连接动脉和静脉。毛细血管壁由单层平滑的内皮细胞组成，只有一个细胞的厚度。毛细血管壁是"渗漏的"，可以允许液体自由进出血液。白细胞能够通过压缩变形，从上皮细胞间挤入组织，抵抗感染。

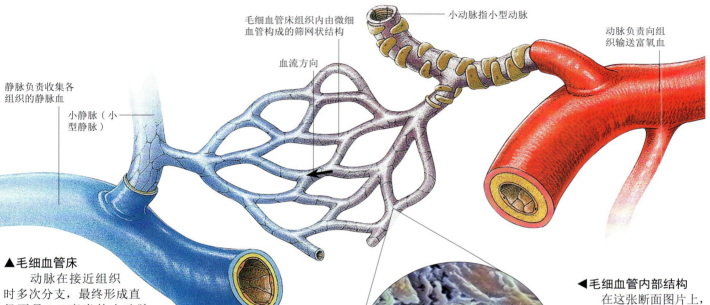

毛细血管床组织内由微细血管构成的筛网状结构

血流方向

小动脉指小型动脉

动脉负责向组织输送富氧血

静脉负责收集各组织的静脉血

小静脉（小型静脉）

▲毛细血管床

动脉在接近组织时多次分支，最终形成直径不足 0.3 毫米的小动脉。小动脉进一步分出更细的毛细血管，构成组织内的毛细血管床。毛细血管穿出组织后汇入小静脉，再与更大的静脉相连，一级一级将静脉血带回心脏。

◀毛细血管内部结构

在这张断面图片上，红细胞在毛细血管内呈线状流动，以表明管径是多么的狭窄。该图片还显示了毛细血管的薄壁和"渗透性"，这些特性允许氧气、养分和其他物质渗出毛细血管，进入组织液内的细胞。同时，废物及某些物质也可以再逆向进入毛细血管。

◀血管成像

作为磁共振成像的一种类型，磁共振血管成像提供了清晰的血管影像，可以更加容易地显示动、静脉阻塞及撕裂等问题。在这种技术出现以前，人们只能通过将一种物质注入血液内，达到血管的清晰显影。而磁共振血管成像则能够显示包括主动脉弓在内的胸腔主要血管的三维影像（上，中）。

血管要点	
人体血管的全长	50 000 千米
血管全长可以环绕地球几周	4 周
毛细血管占血管全长的比例	98%
最大动脉（主动脉）的外径	25 毫米
最大静脉（腔静脉）的外径	25 毫米
毛细血管的平均直径	0.008 毫米
毛细血管的平均长度	1 毫米

跳动的心脏

　　拳头大小的心脏位于胸腔的中间，部分与两叶肺脏相重叠。它处于整个循环系统的中央位置，在我们的一生当中一刻不停地、不知疲倦地向全身泵送着血液。心脏由左、右两个紧靠着的肌性的泵室组成。右侧房室接收来自人体组织的静脉血并输送到肺部携带血氧。左侧房室接收来自肺脏的富氧血并输送到人体组织传送血氧。左、右两侧的收缩发生在一个心动周期的三个阶段，由心脏起搏点控制。

心脏内部结构▶

　　该图为心脏内部结构示意图，可以看到肌肉间隔将整个心脏分为左、右两边，每一边都有两个腔：位于上部，较小、壁薄的为心房；位于下部，较大、壁厚的为心室。血液通过心房注入心脏，从心房流向心室，然后从心室泵出。心脏收缩由心脏壁内的心肌纤维收缩产生。

心脏瓣膜▶

　　四个瓣膜保证了每一边心脏内的血液都向一个方向流动，而不会出现倒流。二尖瓣和三尖瓣位于心房、心室交界处；半月瓣（右）位于心室出口处。当瓣膜关闭时，用听诊器可听到它们发出的"啪嗒"声。二尖瓣和三尖瓣产生长而响亮的"啪"声；半月瓣产生短而尖的"嗒"声。

主动脉向外周输送动脉血

上腔静脉收集上半身静脉血，注入右心房

右心室接受来自上、下腔静脉的静脉血

右心室向肺部泵血

下腔静脉

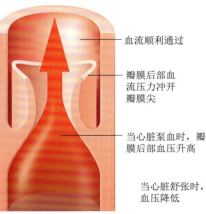

血流顺利通过

瓣膜后部血流压力冲开瓣膜尖

当心脏泵血时，瓣膜后部血压升高

当心脏舒张时，血压降低

由于瓣膜关闭，瓣膜前部血液不能倒流

瓣膜前部血压致瓣膜尖关闭

▲对血流的控制

　　这些图片显示了半月瓣的功能——保证血液从左、右心室流出。每一个瓣膜尖都呈口袋状。当心室收缩时，瓣膜打开，高压血流顺利通过；当心室舒张时，预备倒流的血液充满口袋状的瓣膜尖，使瓣膜关闭。

腱索▶

　　这些纤维柱状结构称为腱索，它们附着于心室壁的瓣膜片上。右心的三尖瓣阻止血液从心室倒流至心房，左心的二尖瓣拥有同样的功能。当心室收缩，血压促使瓣膜关闭，腱索紧张，防止瓣膜内侧外翻（就像雨伞在大风中的样子）。

肺动脉向肺部输送来自右心室的静脉血

左心房接受肺静脉的动脉血

肺静脉向心脏输送肺部的动脉血

心动周期

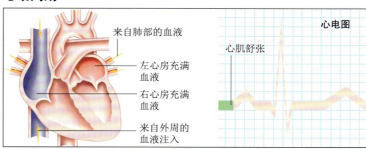

来自肺部的血液

左心房充满血液

右心房充满血液

来自外周的血液注入

心肌舒张

心电图

心脏舒张

这张图揭示了心动周期过程中每一个节段的状况。心脏的电活动表现为心电图上轨迹的变化，由起搏点发出电信号，传至心房，而后心室。心动周期的第一阶段称作舒张期，主动脉和心室放松，血流进入主动脉。

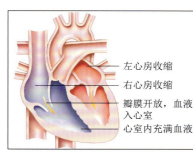

左心房收缩

右心房收缩

瓣膜开放，血液流入心室

心室内充满血液

心房收缩

心电图

心房泵血

心动周期的第二个节段称为主动脉收缩期。主动脉收缩时，血流从心房进入心室，冲开二尖瓣和三尖瓣。与此同时，半月瓣继续保持关闭状态，防止血液倒流。心电图上的小波峰表示心房收缩时通过心房的电信号。

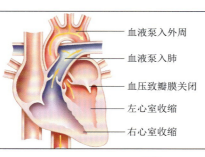

血液泵入外周

血液泵入肺

血压致瓣膜关闭

左心室收缩

右心室收缩

冲动延迟

心室收缩

心电图

心室泵血

在短时间的平静之后，心动周期迎来第三阶段——心室收缩期。两个心房几乎同时将血液泵出心脏，半月瓣开放。与此同时，二尖瓣和三尖瓣保持关闭状态，防止血液倒流。心电图上的大波峰表示心室马上要收缩时，通过心室壁的电信号。

主动脉半月瓣阻止血液从主动脉倒流至心脏

当左心室收缩时，二尖瓣阻止血液倒流至左心房

由于左心室需要将血液泵入更远的区域，所以左心室壁较右心室壁肥厚

间隔将心脏分为左右两半边

心肌层为心壁上的一层厚厚心肌

心包是包绕心脏的坚韧的膜

心尖为心脏顶部

◀心脏自身的血液供应

心脏的心肌需要氧气和养分的持续供应，以提供心脏收缩所需要的能量。因为通过心房心室的血液不能满足这些需要，所以心脏还需要它自身的血液供应——血管提供（左图）。左、右冠状动脉起自主动脉，发出分支形成毛细血管穿入心脏肌肉内。从心脏肌肉内穿出的血管再形成各级静脉，最终汇入右心房。

右冠状动脉

左冠状动脉分支

血管成形术的球囊撑开狭窄的动脉

支架是优质金属线形成的筛网状结构，用以维持动脉的通畅状态

心率的形成▶

右心房含有心脏自己的"起搏装置"，可以向心脏的肌肉纤维发出规则的电信号，形成心率，并根据机体活动状态自行调节。如果该"装置"不能正常工作，可以植入一电力人工起搏器（右图）。它需要通过一根金属线将电信号传导至心房和心室，以建立心脏的收缩节律。

在肩部植入双腔起搏器

刺激心房的线

刺激心室的线

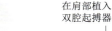
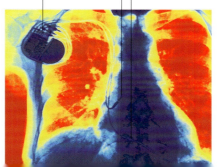

心脏病的治疗▲

血管内脂肪沉积的积聚减少了流入心脏的血液，从而导致心脏病的发作。冠状动脉疾病可通过球囊血管成形术进行治疗，手术过程中将不充气的球囊导管导入血管狭窄处之后，向球囊内打气，将血管撑开。术后留置金属支架，保持血管通畅。

血液

　　血液是由心脏泵出，流动于全身的红色的液体组织，用于供养身体内的亿万细胞。它的主要功能是运输、防御和分配热量。血液运输氧气、食物和其他一些细胞所必需的营养物质，并且带走它们所产生的废物。它通过破坏会引起人体疾病的病原体来保护机体，并通过分配热量使机体维持在恒定的 37℃。当血管受损破裂时，血液可以通过凝固来阻止可能威胁生命的出血。

血液要点	
成年人平均的血容量	5 升
50 立方毫米的一滴血中含有红细胞的数量	250 000 000 个
50 立方毫米的一滴血中含有白细胞的数量	375 000 个
50 立方毫米的一滴血中含有血小板的数量	16 000 000 个
骨髓的红细胞生成率	2 000 000 个／秒
红细胞的寿命	120 天
一个红细胞中有血红蛋白分子的数量	250 000 000 个
一个血红蛋白分子携带氧分子的数量	4 个
红细胞携带氧分子的最大数量	1 000 000 000 个

红细胞为双凹盘状，没有细胞核

中性粒细胞追踪并吞噬病原体

淋巴细胞释放抗体化学物质，有针对性地破坏病原体

血小板不是细胞而是细胞碎片

▲ 血液成分
　　血液由液态的血浆及大量悬浮其中的血细胞构成。血浆 90% 为水分，剩下 10% 由葡萄糖、激素类、盐、纤维蛋白原以及代谢产物如二氧化碳组成。红细胞从肺向组织运送氧气。白细胞，如中性粒细胞及淋巴细胞，负责杀灭细菌等微生物。

血液成分▶

如果将血液倒入玻璃试管中经离心机离心，那么其主要成分就会分出三层。每一层的薄厚代表该层物质占血液体积的多少。黄色的血浆占血液的55%；白细胞和血小板占不到1%；红细胞所占比例为44%以上。

血浆

白细胞和血小板

红细胞

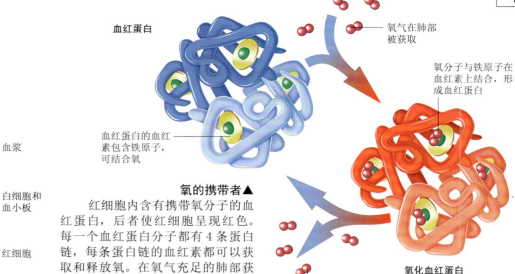

血红蛋白

氧气在肺部被获取

氧分子与铁原子在血红素上结合，形成血红蛋白

血红蛋白的血红素包含铁原子，可结合氧

氧化血红蛋白

氧气从氧化血红蛋白中释放出来，进入组织

氧的携带者▲

红细胞内含有携带氧分子的血红蛋白，后者使红细胞呈现红色。每一个血红蛋白分子都有4条蛋白链，每条蛋白链的血红素都可以获取和释放氧。在氧气充足的肺部获取氧，形成鲜红色的血红蛋白；在组织内，血红蛋白释放氧，形成暗红色的血红蛋白。

中性粒细胞核分许多叶，叶间紧密相接

血液化验

血液化验在医生进行诊断疾病或健康检查时经常用到。通过分析血液样本，来判断血浆中一种或多种化学物质的水平是否正常。下图所示的检查为测定血糖（机体主要的能源供应）将一滴血滴在测试条上的葡萄糖敏感垫上，测试条随着葡萄糖含量的多少呈现出不同的颜色。血糖含量高说明检测者患有糖尿病，患者的身体不能正常地利用葡萄糖。

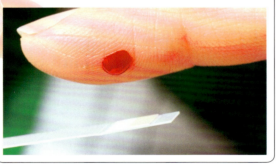

损伤愈合

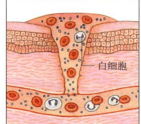

白细胞

损伤

从这张通过皮肤和皮肤上血管的断面图可以看出，血液从皮肤表面的伤口流出。白细胞搜出所有入侵微生物，血液的修复系统——血栓形成，以阻止血液继续流失。机体深部的血管，采用相同的血液修复系统使损伤血管愈合。

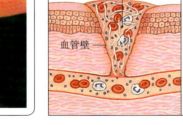

血小板

血管壁

血小板栓子

正常的情况下，血小板在血管内顺畅流动。当血管和周围组织损伤时，修复的第一步是血小板伸出钉样突起并相互黏附，固定于破损血管壁上。而后钉样血小板吸附更多的血小板，最终形成血小板栓子，暂时控制出血。

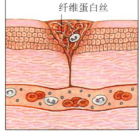

纤维蛋白丝

血栓

血小板和受损的组织释放化学物质使血液变成胶冻样血栓。这些化学物质在几分钟内使血液内纤维蛋白原转变为可溶性纤维蛋白。网状的纤维蛋白网罗红细胞形成血栓，进一步加强血小板栓子。随着血栓变得更为紧致，它将血管破损的边缘聚拢在一起。

瘢痕

瘢痕

在愈合的最后阶段，受损血管壁和周围组织可进行自我修复。当血栓的任务完成之后，一些化学物质将血栓清除。血栓外部——皮肤表面发生破损的地方（左图），形成保护性的瘢痕。在损伤完全愈合后，瘢痕干燥、消退。

抗B抗体

A抗原

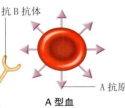

A型血

B抗原

抗A抗体

B型血

血型▶

每个人都具有一种血型，人类一共有4种血型——A、B、AB、O，这些血型根据体内红细胞上的抗原进行命名。例如，AB型有A和B两种抗原，而O型没有抗原。在其中三种血型的血浆中，一共有两种抗体，抗体刚好不与该血型的抗原配对。如果别人的血液进入自己身体，别人的抗体与自身抗原一旦结合，将会导致自身血液里的红细胞发生凝集，堵塞血管。这就是为什么在输血的时候，一定要求血型相符。

A抗原

B抗原

无抗体

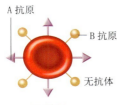

AB型血

无抗原

抗A抗体

抗B抗体

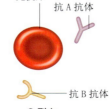

O型血

疾病和防御

当身体的一个或多个部分不能正常工作时疾病就发生了。感冒或麻疹等传染性疾病是由病原微生物（简称病原体）入侵人体引起的。病原体包括细菌、病毒、原生生物，人体有许多预防病原体入侵及繁殖的机制。外层的防御包括物理屏障（皮肤）以及泪液、唾液中的化学物质，那些成功地穿过了这些屏障的病原体通常被白细胞追踪并消灭。非传染性疾病，如肺癌，有许多病因。

身体入侵者

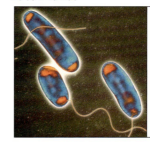

细菌

细菌是结构简单的单细胞微生物，在所有生物中数量最为庞大。大部分细菌对人体无害。然而，军团菌（左图）可引起肺炎，军团菌是许多致病细菌中的一种。此外，食物中毒和脑膜炎也都是由细菌引起的。

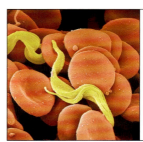

原生生物

左图中锥虫（黄色）在血液样本的红细胞中蠕动。锥虫属于原生生物——一组单细胞微生物。大部分原生生物自由地生活在海洋或淡水中，但是有一些可以致病。其中锥虫所引起的疾病叫作睡眠病。另一种称为疟原虫的原生生物可以引起疟疾。

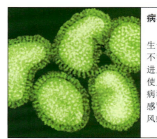

病毒

病毒是最小的微生物，由无生命的化学物质包裹而成。病毒不需要喂养，也不会长大，必须进入活细胞内才能进行繁殖。可使人们致病的少数病毒包括流感病毒（左图），它能够引起流行性感冒。其他病毒性疾病还有麻疹、风疹、水痘、腮腺炎和狂犬病。

▼阻止进入

下图显示的是人体最重要的一些外部防御。眼泪、唾液、汗水和皮脂中都含有可杀死细菌的化学物质。胃酸能够破坏食物和饮料中的病原体，与外界相通的呼吸道黏液网罗吸入的微生物，吞咽至胃部，并在胃中被破坏。寄生于阴道内和皮肤上的无害细菌，能够阻止寄生区域病原微生物的入侵。

唾液▶

唾液由唾液腺分泌，流向口中——尤其是在我们准备吃饭或正在吃饭时，唾液的分泌更加旺盛。当咀嚼时，唾液可以润滑食物，清理口腔，并且有利于杀死腐蚀牙齿和牙龈的细菌。

唾液腺导管由唾液分泌细胞环绕而成

汗水和皮脂▶

汗水通过皮肤表面的毛孔释放出来，如右图所示。皮脂通过位于毛囊部的皮脂腺分泌到皮肤表面。汗水和皮脂都能够阻止皮肤表面有害细菌的生长。

胃酸▶

位于胃内膜上的开口引导胃腺分泌盐酸、黏液和酶。酸性很强的盐酸可以杀死大部分已经随食物和饮料进入胃中的微生物。

◀眼泪

泪腺断面上可以看到分泌眼泪的细胞。眼泪可以湿润和清洗眼球前的污物，此外，眼泪中含有溶菌酶，它是一种可以杀死细菌的化学物质，能够防止眼球感染。

分泌细胞

泪滴

◀黏液

从这张气管内壁的图片上可以看到分泌黏液的杯状细胞。这种黏稠的液体网罗吸入空气中的病原体，阻止它们进入肺部。毛发样的纤毛可通过摆动，将污浊的黏液送至用以吞咽的咽喉部。

纤毛　杯状细胞

◀有用的细菌

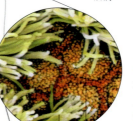

乳酸杆菌是无害细菌中的一种，它"友好"地寄生在女性阴道中，使阴道内呈弱酸性，阻止有害细菌的生长。

乳酸杆菌

◀**细胞吞噬**

从这张模式图上可以看到巨噬细胞（乳白色）正准备消灭螺旋体（蓝色）——引起莱姆病的病原体。巨噬细胞可"搜索"到出现在组织内的白细胞，通过吞噬作用消灭入侵的微生物。当巨噬细胞发现了它们的猎物，便伸出突起（叫作伪足）黏住并包绕病原体，将细菌拉入自己"体内"，而后消化并杀死病原体。

巨噬细胞胞体伸出许多突触包绕细菌

将被包裹的细菌

非传染性疾病

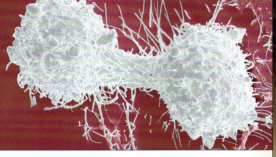

心脏病、糖尿病、支气管炎和癌症等非传染性疾病的病因，或者是由于基因支配引起，或者是由于生活方式引起（如抽烟），或者是由于患者免疫系统的缺陷引起。尽管机体的防御体系不能抵抗非传染性疾病，但是它可以发现和消灭大部分癌细胞。癌症是在细胞（如上图所示的乳腺癌细胞）发生异常增殖的情况下，产生干扰机体正常功能的肿物。

感染

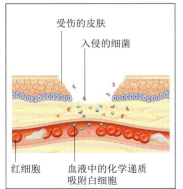

受伤的皮肤
入侵的细菌
红细胞
血液中的化学递质吸附白细胞

损伤
红、肿、热、痛是炎症的四大症状，也是机体对损伤和感染做出的反应。在损伤发生的几分钟内，感染细胞释放组胺和其他化学物质，作用于血管，使血管变宽，使受损区域的血流增加。此外，血管的通透性也增大，这样一来，防御和修复物质就可以更容易地进入组织。

白细胞吞噬细菌
皮肤水肿、发红
白细胞聚集并从血管中迁移出来
血管变宽

反应
随着更多的血液流向受损区域，该区域表面的皮肤变得更红、更热；随着更多的液体渗出血管，组织开始水肿。损伤发生后的1小时，巨噬细胞迅速进入损伤区，吞噬病原体，阻止其入侵。与此同时，修复"工程"开始启动。

发热▶
发热症状是伴随出汗和寒战的体温升高，最常见的发热是由细菌和病毒感染引起的。当体温超过正常值37℃时，可以减缓细菌和病毒的繁殖速度，同时增加吞噬细胞的活性。白细胞释放叫作致热原的化学物质，重新设定人体位于下丘脑的"恒温器"，引起发热。

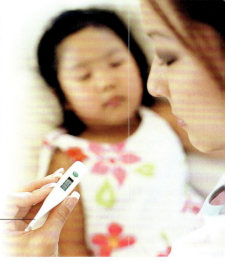

数码温度计显示体温超过正常的37℃

淋巴和免疫

与循环系统平行，淋巴系统在人体免疫体系中起着主要作用。它帮助机体防御有害的病原菌入侵。淋巴网络收集组织中多余的液体（淋巴液）并将它们返回血液，当淋巴液流经淋巴结时，病原菌将被滤过。淋巴结内包含有巨噬细胞（它们可以吞噬病原体）以及淋巴细胞（它们可以特异性地直接杀死目标或释放抗体）。疫苗可以刺激人的免疫系统，所以当再次被此病原体侵犯时可快速做出应答。

淋巴系统▶

淋巴系统含有遍布全身的淋巴管网和淋巴器官（如淋巴结、扁桃体和脾脏）。淋巴管网最小的分支叫作毛细淋巴管。各级淋巴管吸收组织里多余的液体——淋巴液，最终集中于较大的淋巴管，汇入锁骨下静脉，正常的血液容量因此得以维持。

聚集于腋窝处的淋巴结

扁桃体捕捉并破坏吸入或食入的病原体

右淋巴管将淋巴汇入右锁骨下静脉

左锁骨下静脉

胸腺处理淋巴细胞

胸导管将淋巴液汇入锁骨下静脉

脾脏是一个巨大的淋巴器官

胃

小肠含有部分淋巴组织

腹股沟淋巴结丛

骨髓产生淋巴细胞

淋巴结处理淋巴液

淋巴管终末为毛细淋巴管盲端

瓣膜阻止淋巴液倒流

组织液渗入毛细淋巴管

▲毛细淋巴管

毛细淋巴管是最小的淋巴管，也是淋巴系统的盲端。组织细胞间多余的水分渗入薄壁的毛细淋巴管内，经过类似单向门的小瓣膜，进行流动。这时的液体改称为淋巴液，继续流向更大的淋巴管。在淋巴管外周的肌肉收缩时，淋巴管内的淋巴液被推动。瓣膜阻止淋巴液倒流。

淋巴管将淋巴液输送至淋巴结

淋巴结▶

淋巴组织聚成的小块叫作淋巴结，它可像过滤网一样筛检流经的淋巴液，有利于机体抵抗感染。这些淋巴结可见于整条淋巴管，还可见于扁桃体和腋窝。淋巴结内含有巨噬细胞和淋巴细胞，它们都能对机体起到防御作用。巨噬细胞破坏感染机体的微生物、癌细胞和细胞碎片；淋巴细胞启动针对入侵病原体的免疫应答。当淋巴结与感染"抗争"时，有时会肿大，像一个个肿胀的"腺体"。

淋巴组织包括巨噬细胞和淋巴细胞

瓣膜阻止淋巴液回流，使其始终向一个方向流动

动脉

淋巴液从这条管道离开淋巴结

血液从这条静脉流出

免疫应答

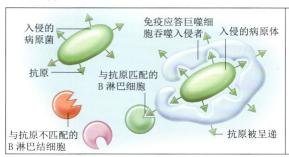

第一阶段

左图显示的是当病原体入侵人体时，B淋巴细胞产生的免疫应答。当细菌侵袭，一部分被巨噬细胞吞噬。此外，巨噬细胞还可将细菌表面的抗原呈递给B淋巴细胞。在一些B淋巴细胞的表面含有与抗原匹配的受体。如钥匙和锁一样，抗原与受体结合。

入侵的病原菌

免疫应答巨噬细胞吞噬入侵者

入侵的病原体

抗原

与抗原匹配的B淋巴细胞

与抗原不匹配的B淋巴结细胞

抗原被呈递

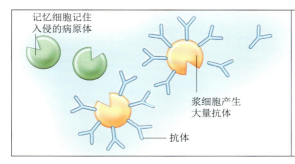

第二阶段

此阶段B淋巴细胞已被激活，它们分化成浆细胞和记忆细胞。浆细胞每秒钟分泌上千个抗体分子，经血液输送至受感染部位；记忆细胞可保留对抗原的记忆，如果病原体再次入侵，记忆细胞可迅速分化为浆细胞，释放抗体，消灭炎症。

记忆细胞记住入侵的病原体

浆细胞产生大量抗体

抗体

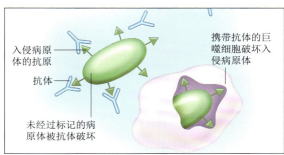

第三阶段

抗体为Y形分子，每一种抗体具有特定的"手臂"结构。当病原体入侵时，"手臂"可使抗体结合在特定的抗原上。抗体并不直接破坏病原体，而是对病原体进行标记，通过巨噬细胞将其消灭。另一种淋巴细胞叫作T淋巴细胞，可以直接破坏病原体，尤其当引起感染的病原体是病毒或癌细胞时。

入侵病原体的抗原

抗体

携带抗体的巨噬细胞破坏入侵病原体

未经过标记的病原体被抗体破坏

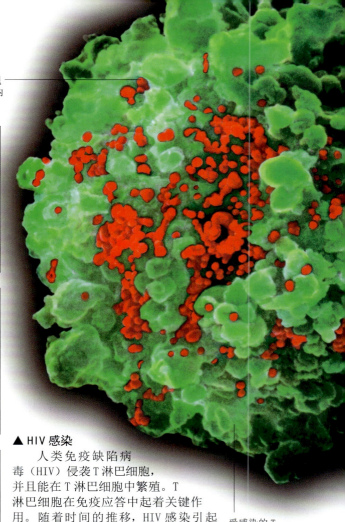

HIV颗粒出现在淋巴细胞内

受感染的T淋巴细胞

▲ HIV感染

人类免疫缺陷病毒（HIV）侵袭T淋巴细胞，并且能在T淋巴细胞中繁殖。T淋巴细胞在免疫应答中起着关键作用。随着时间的推移，HIV感染引起免疫系统功能衰退。在免疫系统正常的情况下并不能对人们造成损害的感染，在免疫功能衰竭时则会对机体形成侵袭。这种对人体多处进行侵袭的疾病叫作艾滋病（获得性免疫缺陷综合征），如果不治疗，通常可致死。目前已有可以延缓HIV感染的药物。

机体如何进行有效的免疫

通过注射接种疫苗，可使病原体以无害形式（低毒性或无毒性）进入人体。在进行有效免疫或接种疫苗后，B淋巴细胞启动机体的免疫应答，它们通过分泌针对病原体抗原的抗体，对病原体作出反应，并"记住"该抗原。

病原体入侵机体以后，免疫系统迅速启动，释放大量抗体，将病原体消灭在机体被其感染之前。由于每一种病原体刺激产生特定的抗体，因此每一种疾病需要接种不同种类的疫苗。疫苗大大降低了全球（尤其是儿童）传染性疾病的发生率。

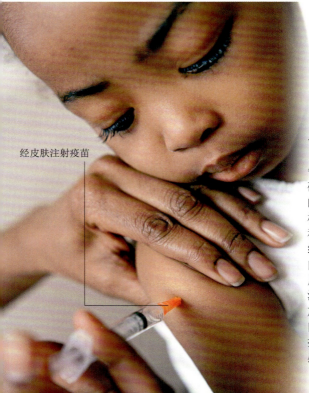

经皮肤注射疫苗

◀免疫接种

当机体与感染"斗争"时，免疫系统只能破坏大部分而不是全部的病原体，有一些可对机体产生损害。免疫接种可以通过激发免疫系统保护机体。接种时，向机体注射弱毒性的病原体（如麻疹病毒），刺激针对病原体的抗体释放。被动免疫包括直接向机体注射针对抗原的抗体，限制未经免疫者感染程度的进一步发展。

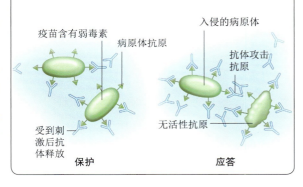

疫苗含有弱毒素

病原体抗原

入侵的病原体

抗体攻击抗原

受到刺激后抗体释放

无活性抗原

保护

应答

治疗疾病

疾病破坏了人体的正常运转。医学科学的进步使医生和其他医务人员可以治疗很多感染我们的疾病。诊断可以发现患者身体出了什么毛病。诊断涉及一些高科技方法的使用，比如 CT（计算机断层扫描术）、磁共振成像。治疗时，可以运用药物、手术或放射治疗。并不是所有的疾病都是可以预防的，但是我们可以通过采取健康的生活方式和定期的身体检查来尽可能地减少生病的危险。

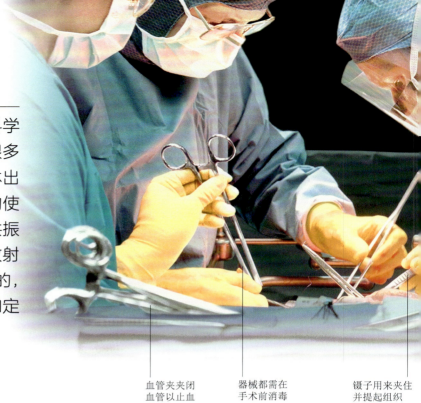

血管夹夹闭
血管以止血

器械都需在
手术前消毒

镊子用来夹住
并提起组织

监测受检者血压的
最高值和最低值

袖带紧紧缠绕
肘关节上部

液晶显示器显示
血压值和脉搏

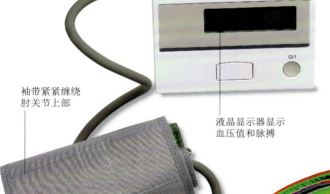

◀预防

我们每一个人都在用各种方法预防疾病，健康的饮食、足够的运动以及避免抽烟和过量饮酒只是这些方法中的一小部分。但是尽管如此，还需要定期请医生对我们进行健康检查。血压（动脉压）是健康检查中的一项指标，可以用左图所示的血压计进行测量。高血压患者患严重心脏病的风险增加，因此需要通过治疗使血压控制在正常范围内。

药物可以缓解症状，治疗严重疾病，或者提供机体缺乏的物质

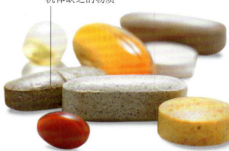

左脑的肿瘤

诊断▶

医生通过诊断找到患者何处发生了异常情况。首先，医生询问患者感到哪些地方不舒服，接着询问患者的既往病史——患者或者其家属以前曾经患过的疾病。然后，医生通过进一步检查寻找患者身上各种患病的征象，包括血常规检查、尿常规检查以及 X线、磁共振成像和 CT 等影像学检查。一名女性发觉自己肢体行动异常后进行检查，结果磁共振成像显示（右图）其脑部有肿瘤。

药物治疗▲

药物是一种化学物质，可影响机体的功能并能帮助我们战胜疾病。一些药物最初是从植物或其他自然物质中提取出来的，如治疗心脏病的洋地黄。但是就目前情况，绝大多数药物都是化学合成的。药物的种类有镇痛药、抗抑郁药、杀死细菌的抗生素类药和预防感染的疫苗。大部分药物都有副作用，必须按照推荐剂量或遵医嘱服用。

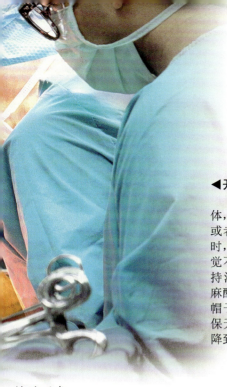

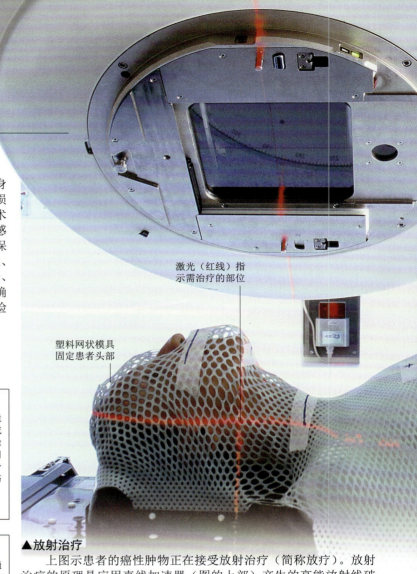

X射线发射器绕患者头部旋转

◄开放性手术

开放性手术是指打开身体，切除、修补或替换受损或者异常的组织。实施手术时，患者需麻醉以使他们感觉不到疼痛。手术室必须保持清洁与无菌。外科医生、麻醉师和护士必须穿戴手套、帽子、口罩和手术衣，以确保无菌，将患者感染的风险降到最低。

激光（红线）指示需治疗的部位

塑料网状模具固定患者头部

特殊手术

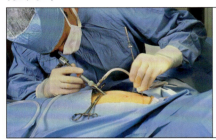

内镜手术

微创手术通常也被称为内镜手术，外科医师通过制造一个或多个非常小的切口，修复或切除组织。如左图所示，外科医师用一根叫作内镜的可视导管探查身体内部，并通过小切口伸入精巧的手术器械进行手术操作。

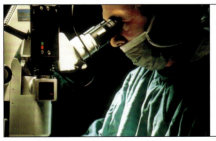

显微手术

左图中这名外科医师正在通过双筒显微镜放大细微的身体结构，以便实施手术。显微手术多用来缝接细小的神经和血管，例如重新接上切断的手指；也可用来在眼、耳和生殖系统等微小结构上实施手术。

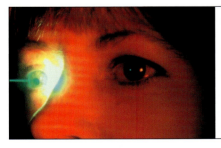

激光手术

激光通过高强度光束产生的高热修复受损组织，使破裂的边缘重新接合；或者破坏受损或异常的组织。图片为正在用激光恢复脱落的视网膜——眼球内部的光敏感层。激光也用于角膜成形或治疗近视眼。

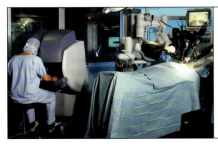

机器人手术

外科医师（左图）远程控制机器人通过患者胸腔上的小切口实施微创手术。外科医师坐在控制台前，通过内镜观察胸腔内部情况，进而操作控制杆指挥机器人手臂执行手术任务。

▲放射治疗

上图示患者的癌性肿物正在接受放射治疗（简称放疗）。放射治疗的原理是应用直线加速器（图的上部）产生的高能放射线破坏癌细胞，而对正常细胞仅产生最低程度的损害。现代的机器设备可以使射线穿入组织内部，以精准的放射剂量照射肿块。放射治疗通常与化学治疗（应用抗癌药物）、手术切除异常组织相结合，来治疗一系列肿瘤。

康复治疗

康复治疗是应用物理技术恢复患者身体正常情况下的功能，或者提高病后、术后或伤后身体的灵活性、肌肉强度和躯体运动能力。此外，康复治疗还可以有效防止患者在长期患病情况下导致的不能运动。康复治疗技术有手法治疗、运动练习、推拿按摩、超声波、电刺激和水疗——患者在热水池中明显失重的条件下进行治疗。这里看到的是一名康复医师正在对患者的大腿和后背进行手法治疗，帮助其缓解后背下方的疼痛。

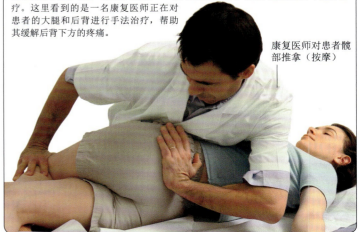

康复医师对患者髋部推拿（按摩）

食物加工

　　人体需要一些营养物质来生长、修复和提供能量。但是我们吃的由大分子构成的食物，在消化分解之前被锁定的，身体无法利用。消化系统将营养物质加工后分解成简单的营养分子，被人体吸收后，通过血液系统的运输，运送到身体的各个细胞，然后再处理产生的废物。口腔和胃利用肌肉的力量进行机械消化，碾碎食物，而化学消化是通过称作酶的消化剂来实现的。

消化系统▶

　　消化系统的主要部分是长达9米的消化道，消化道可分为不同的区域：食管、胃、小肠和大肠。食管将食物推入胃部，用以储存和部分地消化食物；小肠将食物彻底消化，并吸收消化产物；大肠处理未被消化的食物残渣。附着于消化道的辅助器官能够帮助消化食物，它们是舌头、牙齿、唾液腺、胆囊和肝脏。

酶的活性

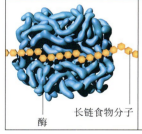

活性位点

　　酶是蛋白质的催化剂——它们加速分解复杂食物分子，有时甚至可以加速上百万倍。每一种酶作用于特定的食物分子；在左图所示的例子中，酶是淀粉酶（蓝色），食物分子是淀粉（橘红色）。淀粉附着在酶的活性位点。

酶　长链食物分子

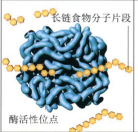

长链食物分子片段

酶活性位点

切割分子

　　食物分子一旦结合在酶上，酶的活性位点就会发生变形。通过加入水分子，淀粉分子的长链分解成一个个小单元——糖原。小肠内壁的酶进一步将糖原分解成能够被吸收入血的更小的单元——葡萄糖单体。

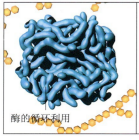

酶的循环利用

酶的循环利用

　　一旦反应完成，淀粉分解后的产物便得以释放，酶则可以再次吸附淀粉分子。消化酶由唾液腺、胃、胰腺和小肠产生。如果没有消化酶的作用，食物的分解过程就会大大减慢，生命也将无法继续维持。

唾液腺向口中分泌唾液

舌头搅动牙齿间的食物

食管连接口与胃

支气管向肺部输氧

肝脏分泌胆汁，并处理吸收后的食物

胆囊储存并释放胆汁

胃将食物搅拌成奶油样液体食糜

胰腺分泌许多消化酶

小肠是消化食物的主要部位

大肠吸收未被消化的残渣中的水分

视频药片

科学家研究出了视频药片（左图）。当视频药片被吞咽后24小时，可以看到从口腔到肛门整个消化道全长的内部结构影像。视频药片大小为11毫米×30毫米，带有光源、摄像头和发射器，其中发射器能将无线电信号发送至缠绕在患者手腕上的记录器。当记录器连接计算机，医师便能够看到消化道内部结构的影像，进而从中找出病因。

消化作用的时间表▶

这张图显示了食物在消化道内进行消化作用的时间表。食物在口腔和食管内短暂停留后，在胃中储存3～4小时。食物一旦进入小肠，便以每分钟0.5厘米的速度向前推进；而其在大肠内的运动速度则更慢。

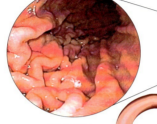

胃内壁▲

当胃排空后，胃内壁产生皱褶，正如这张内镜图片所示。这些皱褶在胃充盈时消失，并且饭后胃的大小可变成饭前的20多倍。胃腺分泌黏液，防止酶侵袭和腐蚀胃壁。

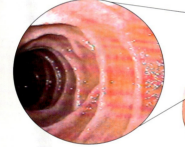

▲小肠内部

从这张内镜图片上可以看到：与胃部（上图）和大肠（下图）一样，小肠内部也覆盖一层光滑的保护性黏膜。尽管小肠的内径只有2.5厘米，但是其内壁的环形皱褶和指状突起可以大大增加内壁表面积，有助于消化和吸收食物。

▲结肠内部

由于三个结肠带沿大肠纵轴走行，故而大肠横切面呈三角形。当食物残渣中的水分被大肠壁吸收后，食物残渣转变成粪便，这一过程可阻止机体丧失过多水分。成千上万种无害的细菌寄生于大肠，帮助消化食物残渣和提供维生素。

00:00:10

吞咽发生后10秒左右，咀嚼过的食物经食管进入胃部

3小时后，食物以奶油样的液体形式离开胃部

03:00:00

6小时后，消化过的食物到达小肠中部，准备吸收

06:00:00

08:00:00

8小时后，水样的未消化残渣抵达小肠与大肠接合处

在12～36小时存留在大肠中的食物残渣

20:00:00

食物残渣转化为半固体状粪便

食物被吞咽20～44小时后，变成粪便进入直肠

32:00:00

牙齿和吞咽

人体内最坚硬的器官是我们的牙齿，它们埋藏于我们的上下颌中。牙齿把我们所吃的食物切断、咀嚼和碾碎成小碎片，使吞咽更容易，吸收更高效。人的一生中有两副牙齿，第一副是 20 颗乳牙，它们在孩童和青少年时期被 32 颗永久的成人恒牙所代替。吞咽食物包括三个独立的阶段，第一个阶段是，在口腔中受意识控制的，而通过咽喉和食管的吞咽是自动的无意识的反射活动。

全套牙齿▶

成年人的全套牙齿有 32 颗，上、下颌分别有 16 颗，每一颗牙齿都有自己独特的外观和功能。上、下颌分别有 4 颗切牙，2 颗尖牙，4 颗前磨牙和 6 颗磨牙（后磨牙也叫作智齿，这里没有提及）。切牙扁平，呈凿样，可将食物切割成便于吞咽的碎片；尖牙刺穿并粉碎食物；前磨牙牙冠较宽，有两个齿尖，可以磨碎食物；磨牙的牙冠更宽，有 4 个齿尖，咬力较大，可将食物磨成糊状。

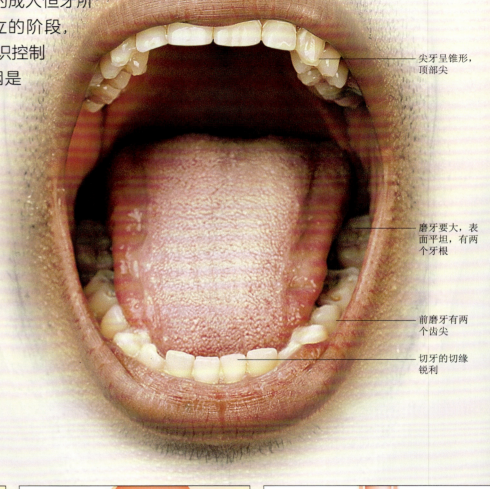

尖牙呈锥形，顶部尖

磨牙要大，表面平坦，有两个牙根

前磨牙有两个齿尖

切牙的切缘锐利

咀嚼和哽咽

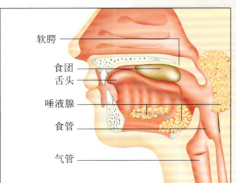

软腭
食团
舌头
唾液腺
食管
气管

口腔

食物经咀嚼形成小块，由黏稠的唾液将其黏合在一起，形成润滑的小球，称为食团。当我们准备吞咽时，舌肌将食团推向口底和咽后；软腭上抬，阻止食物进入鼻腔。

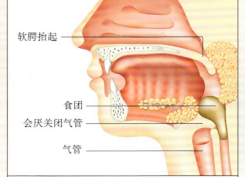

软腭抬起
食团
会厌关闭气管
气管

咽喉

接下来的两个过程自动发生。当食团进入咽后部时，触发反射性活动。肌肉收缩，将食团沿咽喉推入食管。与此同时，呼吸暂时停止，会厌关闭气管，阻止食物"走错路"。

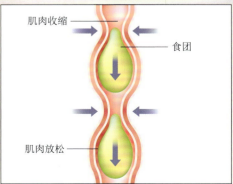

肌肉收缩
食团
肌肉放松

食管

这是吞咽的最后一个过程，食物通过食管的蠕动——食管壁平滑肌的收缩波，从咽喉进入胃内。蠕动是通过食团后部的肌肉收缩形成的；食团周围和前部的肌肉放松。食团正是通过食管的这种蠕动向下推进，好像我们用手指挤牙膏的样子。

牙齿的内部结构▶

每颗牙齿在外部都可看到牙冠；在内部有牙本质的坚硬骨架，骨架向下延伸形成牙根。牙髓位于牙本质内，牙髓中的血管和神经可以使牙齿感觉到温度和疼痛。牙骨质将牙齿附着在薄薄的牙周韧带上，后者使牙齿固定在牙槽内。牙龈形成紧致的环，以阻止细菌侵入牙冠下部。

牙龈环绕牙冠基部起保护作用

牙髓是中央腔内的软组织

神经使牙齿有了感觉

牙根埋在下颌骨内

牙周韧带将牙齿固定于牙槽内

牙齿生长于颌骨

牙骨质使牙齿附着于牙周韧带

血管向牙髓质输送血液

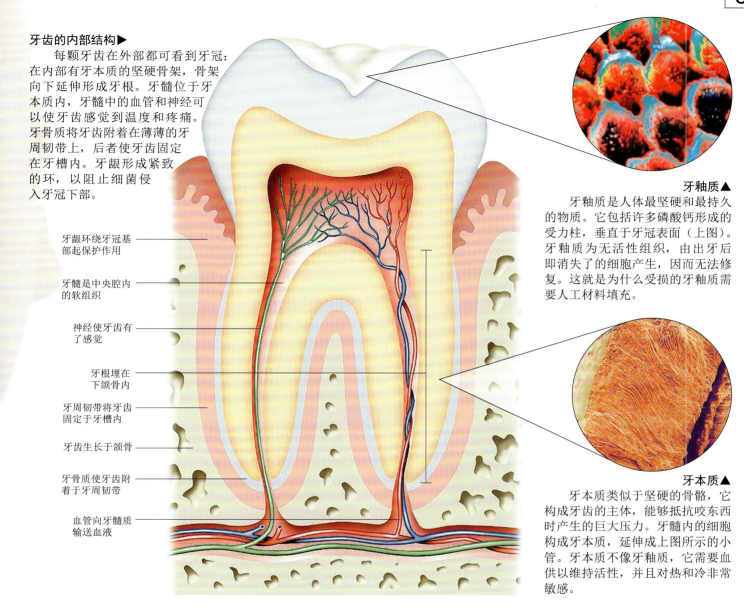

牙釉质▲

牙釉质是人体最坚硬和最持久的物质。它包括许多磷酸钙形成的受力柱，垂直于牙冠表面（上图）。牙釉质为无活性组织，由出牙后即消失了的细胞产生，因而无法修复。这就是为什么受损的牙釉质需要人工材料填充。

牙本质▲

牙本质类似于坚硬的骨骼，它构成牙齿的主体，能够抵抗咬东西时产生的巨大压力。牙髓内的细胞构成牙本质，延伸成上图所示的小管。牙本质不像牙釉质，它需要血供以维持活性，并且对热和冷非常敏感。

牙齿如何遭腐蚀

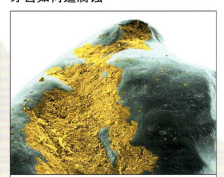

牙菌斑

黏附在这个被放大了的牙齿表面的是牙菌斑（黄色），它是由食物残渣和细菌构成的混合物。如果牙菌斑不被定期清理，就会长在牙齿表面。一旦牙菌斑不断累积，很难再将其清除，因为牙菌斑内的细菌可产生一种"胶"，将其牢牢固定。如果不被清除，牙菌斑将会导致牙齿腐蚀。

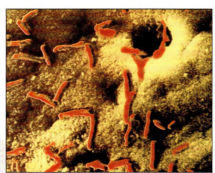

细菌

牙菌斑内的细菌需要牙菌斑内糖分的滋养，它们能释放酸性废物，时间一长可溶解牙釉质并导致牙齿腐蚀。当腐蚀侵及牙本质和敏感的牙髓时，能够引起疼痛，最终杀死牙髓细胞，导致牙齿损毁。经常刷牙和漱口可以预防牙菌斑的形成和牙齿的腐蚀。

改善外观

下图所示的情况经常见于青年人，牙套可以改变和改善不整齐的恒牙，使它们看起来更加好看。安装牙套的专家称为牙齿矫正医师。牙套有陶瓷牙托或金属牙托，每一个牙托对应一颗牙齿。弓形金属线穿过一个个牙托，并且提供压力，逐渐将牙齿校正至新的位置。当牙齿发生移动时，下颌骨也将适当改变，继续包绕牙根，从而使它与牙齿的位置相对固定。

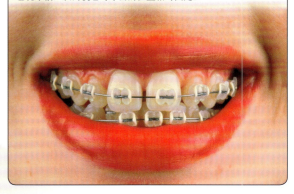

消化和吸收

　　为了把食物转变成可以使机体利用的简单的小分子物质，食团在经过胃和肠道时通过肌肉的收缩、蠕动，并进行机械搅拌后再通过酶的作用进行消化。消化主要发生在胃和小肠，而吸收主要在小肠，未被吸收的废物在大肠被处理。在消化过程中被释放到肠道里的水，绝大多数被重新吸收，以防止脱水。

从胃到结肠▶

　　胃壁的肌肉和胃液一起作用，将食物搅拌成奶油状，排至小肠。在这里，胆汁和酶将食物分解成葡萄糖、氨基酸、脂肪酸和其他营养素，通过小肠壁吸收入血。未消化的食物残渣进入结肠，水分被吸收后，转化为粪便，从直肠排出。

胆囊储存胆汁

幽门括约肌为一块环形肌肉

十二指肠是小肠的起始段

小肠是最长的肠管

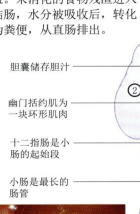

▲幽门括约肌

　　括约肌为环形肌肉，通过收缩或舒张来控制食物的流动。这张图片显示内镜探头通过部分收缩的幽门括约肌进入十二指肠内。括约肌"把守"胃部出口，控制食糜（经部分消化的食物）向十二指肠流动。

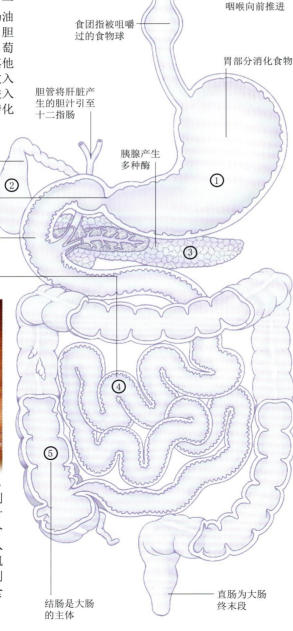

食管将食物从咽喉向前推进

食团指被咀嚼过的食物球

胃部分消化食物

胆管将肝脏产生的胆汁引至十二指肠

胰腺产生多种酶

②

①

③

④

⑤

结肠是大肠的主体

直肠为大肠终末段

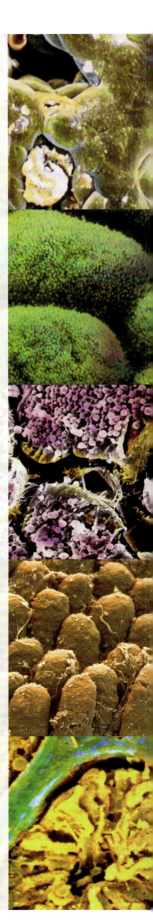

① 胃
　　从这张上皮组织的放大图片中，能够看到胃小凹开口。这些胃小凹中可有胃腺，分泌酸性程度很高的胃液，其主要成分为盐酸和胃蛋白酶（消化蛋白质）。此外，胃腺还产生保护性黏液，覆盖于胃内壁上，阻止胃液对自身的消化。

② 胆囊
　　胆囊隐蔽在肝脏后面，是一个体积很小的肌组织，用以储存、浓缩和释放胆汁。胆汁是绿色液体，由肝脏产生，经胆囊内壁上皮细胞（右图）的作用加以浓缩。当食物抵达胃，刺激胆囊壁肌肉收缩，向十二指肠释放胆汁，在这里分解脂肪，使其更易于消化。

③ 胰腺
　　图片所示细胞簇为胰腺的腺泡细胞，每天能够分泌大约 2 升消化液，经胰管输送至十二指肠。小肠中的胰酶消化淀粉、蛋白质，还能在胆汁的帮助下消化脂肪。胰腺的其他细胞向血液释放胰岛素和胰高血糖素。

④ 小肠
　　小肠大约 6 米长，肠腔内的微绒毛（右图）大大增加肠壁的表面积。微绒毛表面的消化酶来自胰腺，可将消化过的食物分解成最简单的结构：葡萄糖和氨基酸，它们经微绒毛吸收后释放入血。

⑤ 结肠
　　大肠全长约 1.5 米，因其比小肠宽而得名。大肠的主体结构是结肠，在右图所示的横断面上可以看到肠壁内的肠腺（黄色）。肠腺分泌黏液，同时也吸收结肠内液态残渣中的水分，将残渣转化为半固态的粪便。

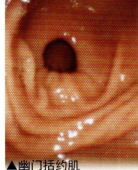

胃如何填满和排空

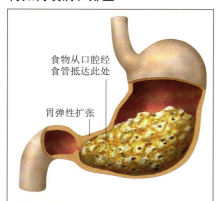

食物从口腔经食管抵达此处

胃弹性扩张

充盈

有关食物的意识、气味、画面和口味，都能刺激我们胃壁内的腺体释放胃酸，以备接受食管输送来的咀嚼过的食物。当食物抵达时，胃部可以扩张至原先的20多倍。肌肉收缩波使食物与胃液混合在一起。

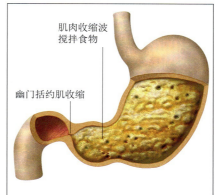

肌肉收缩波搅拌食物

幽门括约肌收缩

消化

当幽门括约肌关闭时，蠕动波活动加剧，将食物搅拌成液态的奶油状，称之为食糜。胃液持续分泌，其中胃蛋白酶消化食糜中的蛋白质。神经系统和内分泌系统控制着上述功能。

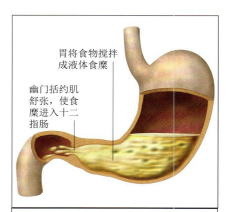

胃将食物搅拌成液体食糜

幽门括约肌舒张，使食糜进入十二指肠

排空

为了给小肠足够的时间进行消化，食物需在胃中停留3～4小时，然后逐渐释放至十二指肠。胃壁肌肉收缩，将食糜推至幽门括约肌。括约肌舒张，仅允许少量食糜进入十二指肠。

消化过程中水分的释放

这张表格显示了在消化过程中，消化液和胆汁中所含的大量水分。几乎所有水分都将被重吸收入血，用以维持机体水分的平衡（亦可参见73页的水平衡表）。

进入消化道的水分		流失的水分	
唾液	1升	粪便	0.1升
胆汁	1升		
胃液	2升		
胰液	2升		
肠液	1升		
合计	7升		

98.5%的水分在小肠和大肠将重新吸收入血。

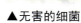

▲无害的细菌

上亿的细菌寄生于结肠内壁，其中大部分对人体无害，甚至有很多好处。像乳酸杆菌（黄色）和链球菌（蓝色）就是这种细菌，它们以小肠内未经消化的食物残渣"为生"，除了产气（放屁时的气体）外，还生成B族维生素和维生素K。这些维生素通过结肠壁被吸收，并作用于机体。由于粪便的50%由这些细菌构成，所以它们不停地流失。

乳酸杆菌是寄生于结肠的一种细菌

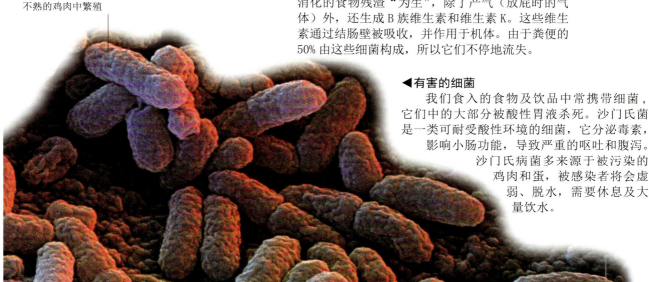

杆状的沙门氏菌在煮得不熟的鸡肉中繁殖

◀有害的细菌

我们食入的食物及饮品中常携带细菌，它们中的大部分被酸性胃液杀死。沙门氏菌是一类可耐受酸性环境的细菌，它分泌毒素，影响小肠功能，导致严重的呕吐和腹泻。沙门氏病菌多来源于被污染的鸡肉和蛋，被感染者将会虚弱、脱水，需要休息及大量饮水。

营养和能量

　　食物可以提供构成和维持我们身体的营养物质与能量。碳水化合物、蛋白质和脂肪构成了我们饮食的主要成分，我们还需要小剂量的维生素和矿物质。为了保持健康和均衡的身高体重比，我们需要适量的混合食谱。平衡的饮食应包含 55% 的碳水化合物、15% 的蛋白质和 30% 的脂肪，可提供人体正常活动所需的能量。那些经常吃得超过正常需要的人会变得超重甚至肥胖。

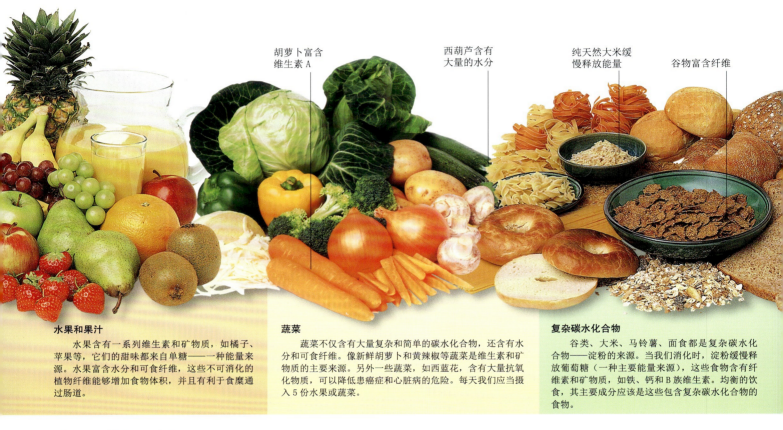

胡萝卜富含维生素 A

西葫芦含有大量的水分

纯天然大米缓慢释放能量

谷物富含纤维

水果和果汁

　　水果含有一系列维生素和矿物质，如橘子、苹果等，它们的甜味都来自单糖——一种能量来源。水果富含水分和可食纤维，这些不可消化的植物纤维能够增加食物体积，并且有利于食糜通过肠道。

蔬菜

　　蔬菜不仅含有大量复杂和简单的碳水化合物，还含有水分和可食纤维。像新鲜胡萝卜和黄辣椒等蔬菜是维生素和矿物质的主要来源。另外一些蔬菜，如西蓝花，含有大量抗氧化物质，可以降低患癌症和心脏病的危险。每天我们应当摄入 5 份水果或蔬菜。

复杂碳水化合物

　　谷类、大米、马铃薯、面食都是复杂碳水化合物——淀粉的来源。当我们消化时，淀粉缓慢释放葡萄糖（一种主要能量来源），这些食物含有纤维和矿物质，如铁、钙和 B 族维生素。均衡的饮食，其主要成分应该是这些包含复杂碳水化合物的食物。

从食物中寻找身体燃料

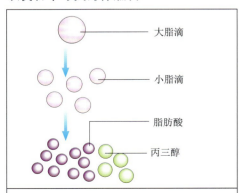

大脂滴

小脂滴

脂肪酸

丙三醇

富含脂肪的食物

　　动植物脂肪在小肠内被胆汁乳化成小脂滴，各种酶可将小脂滴进一步分解成丙三醇和脂肪酸。脂肪酸同葡萄糖一样，也是人体的能量来源，可作为细胞成分，或者以脂肪的形式独立地储存于细胞内。

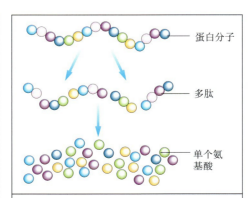

蛋白分子

多肽

单个氨基酸

蛋白质

　　来自肉类、鱼类及其他食物的长链蛋白质分子，在胃部和小肠首先分解成较短的多肽链，然后再进一步分解成单个的氨基酸。我们体内有 20 种氨基酸，经过组合构成许多不同种类的蛋白质，包括结构蛋白、抗体和酶。

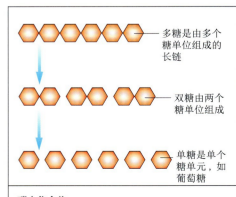

多糖是由多个糖单位组成的长链

双糖由两个糖单位组成

单糖是单个糖单元，如葡萄糖

碳水化合物

　　饮食中最主要的复杂型碳水化合物就是植物中的淀粉，它是由多个糖单位组成的长链。这些长链主要在小肠分解成双糖（两个糖单位）和单糖（一个糖单位，如葡萄糖），为人体提供能量。

◀每天需要的卡路里

我们每人每天从食物摄取的能量，主要以千卡作为衡量单位，而科学家经常用千焦作为衡量单位——1千卡＝4.187千焦。左侧图表显示，由于男性的体格较女性魁伟，因此平均而言，男性比女性需要更多的能量；哺乳期和孕期的女性需要额外的能量满足小宝宝的需要；在青少年成长发育阶段，需要较多的能量。

卡/天

纵轴刻度：3000 2500 2000 1500 1000 500 0

横轴：婴儿9～12个月、儿童8岁、男孩15岁、女孩15岁、男性30岁－活动、女性30岁－活动、男性30岁－不活动、女性30岁－不活动、女性30岁－哺乳期

必需脂肪酸

人体产生的大部分脂肪酸，主要用于表皮修复等活动和维持正常的免疫系统。不能从食物中获得的脂肪酸叫作必需脂肪酸（EFAs），在人体内起着非常重要的作用。必需脂肪酸见于植物油、鱼油和一些坚果。鱼肝油（右图中的胶囊）中含有的必需氨基酸不仅可提高神经功能，而且对脑的发育有重要作用。

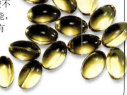

牛奶提供骨骼和牙齿生长所需的钙

蛋糕富含脂肪和糖

高蛋白食物

肉类、蛋类、鱼类和豆类等高蛋白食物，提供人体生长和修复需要的初级原材料。尽管高蛋白食物是我们日常饮食的重要组成部分，但是由于它们当中大部分含有脂肪，因此必须有节制地摄入。值得一提的是，鱼油中所含的脂肪酸是对人体有益的。

日常饮食

牛奶和奶制品（奶酪、黄油和酸奶等）是矿物质钙的良好来源。虽然它们含有多种蛋白质，但是也含有脂肪。以黄油为例，其中70%为脂肪，所以应该少吃。要想将体内脂肪含量控制在合理水平，就必须摄取低脂食品，如半脱脂的牛奶。

脂肪和糖

蛋糕、饼干和甜点等食品富含脂肪和糖，此外，薯片中含有大量的脂肪和盐，这些食品统统应该少次和少量食用。它们虽然提供了充足的能量，但是却含有过多的脂肪（有些还有盐），并且缺乏维生素和矿物质等营养物质。

◀肥胖在流行

肥胖症患者越来越多。在西方，超出自己体重正常值20%的儿童和成人的数量不断增长。当人们经常性地进食超过机体可消耗的热量时，多余的脂肪就会在体内不断累积。肥胖症变得如此之普遍，主要是因为人们比以前运动的少了，并且偏爱吃高热量的油炸食品。肥胖症大大增加了心脏病、高血压、糖尿病和一些癌症的患病风险。针对肥胖症的补救措施有增加每天的运动量，多吃新鲜的蔬菜、水果和鱼油。

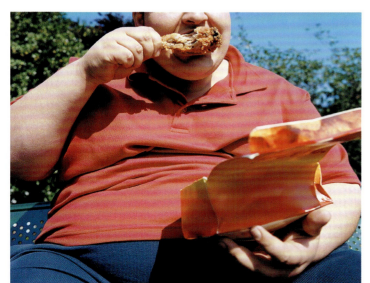

一天五份

世界健康组织推荐我们每天吃五份水果和蔬菜，以降低患癌症和冠心病的风险（60%死亡因为癌症和冠心病）。一份可以是半串葡萄、一个苹果或一碗沙拉，也可以是一杯纯果汁，但是后者仅提供了维生素而缺乏水果所含的植物纤维。

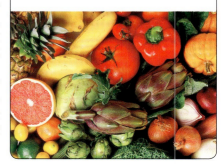

呼吸系统

　　呼吸系统的主要作用是吸入氧气，排出二氧化碳。机体内亿万个细胞需要氧气，用以释放它们生存所需的能量。细胞不能贮存氧气，所以需要氧气持续的供应。二氧化碳是机体能量代谢的废物，如果不能持续地将之被清除，会对机体造成危害。肺是呼吸系统的主要组成部分，空气通过气道进出肺部。氧气在肺内进入血液。

呼吸系统▶

　　呼吸系统分布于头、颈和胸腔，包括肺和气道。空气通过气道进出肺部。当吸气时，空气依次经过鼻、咽、喉、气管和支气管，然后进入肺组织内。在肺组织，支气管反复分支，其终末结构为体积微小的肺泡，氧气在这里入血。当呼气时，气体沿相反的方向流出。

喉（声带）

肋骨包绕并保护肺

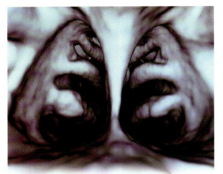

▲鼻子

　　这张 CT 扫描图显示的是双侧的鼻腔，每侧各有三个骨性鼻甲，当吸入有损于肺部的寒冷、干燥和污浊的空气时，覆盖于鼻甲上的黏膜可以温暖和湿润气体。黏膜上的黏液捕捉粉尘颗粒和致病微生物。

软骨环

气管▶

　　气管也叫作气道，是位于胸骨后的管道结构，输送喉与肺之间的气体。在气管下部，分出两支气管，进入肺组织。气管由 20 块 C 形软骨支撑，如这张气管镜图所示。当吸气时这些软骨环可以防止气道塌陷。气管内壁产生的黏液可以黏附粉尘和病原体。

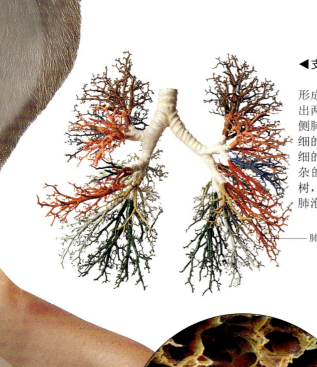

◀支气管树

从这个模型可以看到双肺呼吸管道形成的网状结构。气管沿胸腔下行，分出两个主支气管，分别进入左侧肺和右侧肺。每侧的主支气管再进一步分出较细的支气管，后者再反复分支，形成更细的支气管——细支气管。由于这种复杂的结构发出的分支广泛，很像一棵树，其中气管是主干，支气管是分枝，肺泡是叶子，因而被称作支气管树。

—— 肺内分支的树脂模型

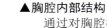

▲胸腔内部结构

通过对胸腔横切面的 CT 扫描，可以看出肺组织（深蓝色）在胸腔内占据了多大的空间。肺内的浅蓝色线为支气管。图片上面表示身体前部；图片的下面可见脊柱。此外，还能看到环绕肺部的肋骨。中央的蓝圈表示气管，旁边是主动脉弓（深橘红色，椭圆形）和上腔静脉（深橘红色环）。

◀细支气管和肺泡

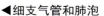

这张通过肺组织断面的放大图片显示的是部分肺泡。每侧肺大约有 1.5 亿个肺泡，形成肺部的海绵结构。作为终末端的肺泡是小型气囊，在这里，氧气进入血液，而二氧化碳被排出。每一细支气管的末端为一组肺泡（左图所示，波形边缘）。细支气管是最小的气道，并深布于肺中。

支气管是气管的分支

细支气管是支气管的细小分支

膈是一层肌肉

保护我们的肺

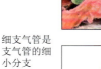

肺泡巨噬细胞

被吞噬的灰尘颗粒

尘细胞

从这张显示肺泡内结构的放大图片中，可以看到两个尘细胞，或称作肺巨噬细胞。尘细胞的工作是包绕并吞噬肺泡的噬感染性微生物或粉尘颗粒，使它们不至于影响气体交换。图片上可见其中一个变长的尘细胞正在包绕粉尘颗粒。

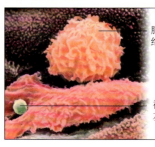

健康肺的完整切面

健康的肺

由于肺部含有大量血管，因此健康的肺部呈现出粉红色。尽管空气中大部分粉尘和其他污染物在进入肺部之前，被鼻子、气管和支气管内的黏液过滤掉，但是城市居民与乡村居民相比，仍旧吸入较多的粉尘颗粒。

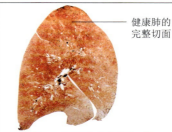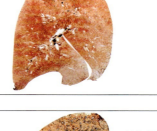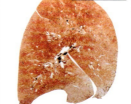

被焦油污染的肺的完整切面

受污染的肺

左图所示的肺组织来自一名经常吸烟者。香烟中的焦油凝结于肺部，经过多年的累积后就呈现出左图所示的颜色。焦油含有大量致癌物质，诱发癌症。此外，焦油和香烟中的物质还会破坏尘细胞，致使粉尘颗粒聚集，损害肺泡。

获取氧气

当细胞呼吸并从葡萄糖获取能量时，会不断地消耗氧气并产生二氧化碳。通过呼吸运动，氧气进入肺并经血流运送到组织细胞。二氧化碳通过血流从组织细胞中运送到肺，然后被呼出去。在肺和组织中，氧气和二氧化碳的交换称为气体交换。呼吸运动是由膈肌和胸廓上的肋间肌运动形成的。

气体在组织交换▶

血液在肺部获取氧，沿动脉从心脏泵入人体各个组织。当血液通过分布于组织的毛细血管网时，氧气与二氧化碳在这里进行交换。血液中的氧气和葡萄糖进入细胞，全部用来产生能量；细胞产能的废物是二氧化碳和水，它们离开细胞进入血液。

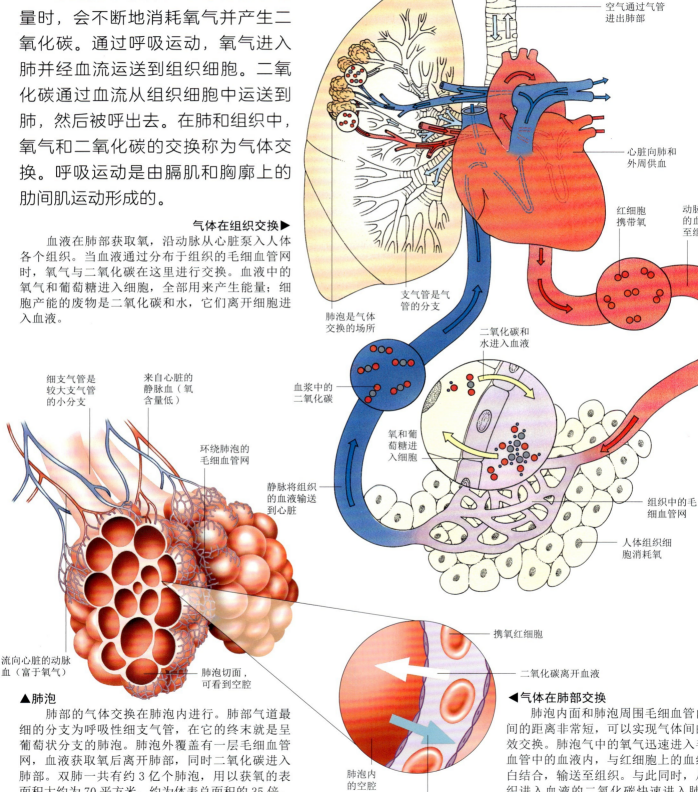

氧气进入 — 二氧化碳呼出

— 空气通过气管进出肺部

心脏向肺和外周供血

红细胞携带氧

动脉将来自心脏的血液输送至组织

支气管是气管的分支

肺泡是气体交换的场所

二氧化碳和水进入血液

血浆中的二氧化碳

氧和葡萄糖进入细胞

静脉将组织的血液输送到心脏

组织中的毛细血管网

人体组织细胞消耗氧

细支气管是较大支气管的小分支

来自心脏的静脉血（氧含量低）

环绕肺泡的毛细血管网

流向心脏的动脉血（富于氧气）

肺泡切面，可看到空腔

携氧红细胞

二氧化碳离开血液

肺泡内的空腔

氧进入血液

▲肺泡

肺部的气体交换在肺泡内进行。肺部气道最细的分支为呼吸性细支气管，在它的终末就是呈葡萄状分支的肺泡。肺泡外覆盖有一层毛细血管网，血液获取氧后离开肺部，同时二氧化碳进入肺部。双肺一共有约3亿个肺泡，用以获氧的表面积大约为70平方米，约为体表总面积的35倍。

◀气体在肺部交换

肺泡内面和肺泡周围毛细血管内面间的距离非常短，可以实现气体间的高效交换。肺泡气中的氧气迅速进入毛细血管中的血液内，与红细胞上的血红蛋白结合，输送至组织。与此同时，从组织进入血液的二氧化碳快速进入肺泡，随气体呼出。

吸气 – 呼气

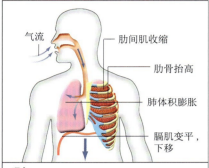

吸气

当我们吸气时，膈肌收缩、变平；肋间外肌收缩，将肋骨向外上方牵拉。这样一来，胸腔内空间加大，进而使富有弹性的肺部扩张，肺部气压低于体外气压，空气被吸入。

气流
肋间肌收缩
肋骨抬高
肺体积膨胀
膈肌变平，下移

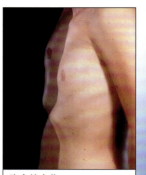

胸廓的变化

这张双重影像图片显示了一名男子的胸廓随着他的呼吸而上升或下降。在平静呼吸时，膈肌起着主要作用，因此可以看到我们的腹部随呼吸一起一伏。

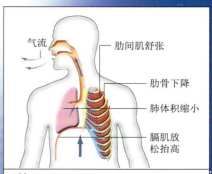

呼气

当我们呼气时，膈肌放松，变成圆顶状；肋间外肌放松，肋骨移向内下方。这样一来，胸腔内空间减少，进而使肺部回缩，此时肺部的气压高于外部，气体被排出。

气流
肋间肌舒张
肋骨下降
肺体积缩小
膈肌放松抬高

吸气与呼气的比较

从各种气体分别在吸入和呼出气中所占的比例，可以看出机体消耗氧的量

气体成分	在吸入气中所占比例 (%)	在呼出气中所占比例 (%)
氮气	78.6	78.6
氧气	20.8	15.6
二氧化碳	0.04	4.0
水蒸气	0.56	1.8
总计	100	100

自由潜水▶

虽然人们不能在水中呼吸，但是潜水员们却可以借助背上的氧气筒克服这一障碍，进行水下呼吸。有一些自由潜水员能在没有氧气筒的情况下，潜入相当深的水下。他们通过练习憋气从而可以在水下停留尽可能长的时间。潜入的越深，水压就越大，潜水员们的肺部也会随之变得越小。此外，他们的心率也在减慢，有时甚至达到每分钟 50 次或更少。

哮喘的影响

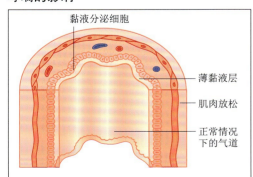

黏液分泌细胞
薄黏液层
肌肉放松
正常情况下的气道

发作间歇期

哮喘是一种影响肺部支气管和细支气管的疾病。患有哮喘的患者有喘息和呼吸困难的间歇性发作。上图所示就是哮喘发作间歇期的细支气管断面的样子。细支气管上皮层分泌黏液，其下的肌层通过收缩或舒张来改变细支气管的直径。

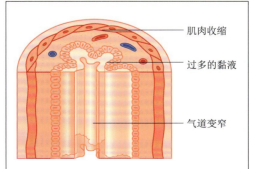

肌肉收缩
过多的黏液
气道变窄

哮喘发作时

当哮喘发作时，细支气管壁内的肌肉收缩，气道变得异常狭窄，从而减少了进入肺部的气体量。此外，细支气管的内层炎症水肿并且分泌大量黏液，使气道进一步狭窄。哮喘可由过敏引起，例如花粉、灰尘，或者其他致敏原。

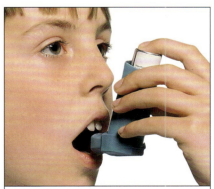

吸入器

这个小男孩正在用吸入器来缓解当哮喘发作时呼吸困难的症状。吸入器可以释放少量支气管扩张药。当药物被吸入肺部，就可以舒张那些使气道狭窄的肌肉，从而令更多的气体进入肺部，让呼吸变得相对容易。

交流

作为群居动物，我们必须不断地交流，才能和平相处，共同生活。交流可以传递我们的思想感情、回忆往事，记录现在发生的，预见将来可能发生的，并且将知识代代相传。虽然我们生活在一个复杂的电信时代，但是我们仍像远古祖先一样使用相同的面对面的交流方法。人类所特有的语言，可以使我们传递无限的思想范围。我们的面部表情和身体语言，不知不觉地，表达了我们的感觉。所有的交流都受脑的控制。

语言是人类特有的能力

◀群居性动物

大部分与人类亲缘关系密切的哺乳动物，如猩猩和猿，都是群居性动物，它们能够通过一定方式进行交流，以维持它们之间的群体关系。但是它们中却没有一种动物拥有同人类一样的能够进行相互交流的智慧与能力。我们人类能够运用、记录语言与文字，这种能力使我们在过去的1万多年里拥有了辉煌的文化和先进的技术。

发声▶

声带水平伸展于喉部。发声时，声带紧张，肺部呼吸的气流经过声带，使声带振动，产生声音。声音接受大脑的控制，在嘴唇和舌头的校正下产生语言。

声带放松

◀无声

不发声时，肺部呼吸恢复正常。声带放松，呈打开状，使通过咽喉的气流自由进出于肺部。男性说话时，音调比女性低，这是因为男性的声带与女性相比，长而厚，并且振动的频率较慢。

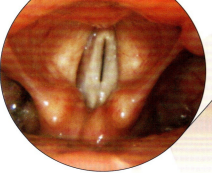

声带拉紧

声带位于咽部

空气通过喉进出肺部

食管向胃输送食物

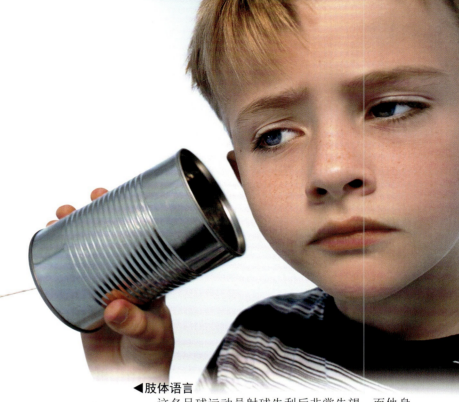

手语

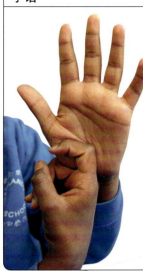

虽然许多听力受损的人，部分或完全不能听到别人说话的声音，但是他们可以通过手语进行相互间的交流，并且可以用手语与听力正常的朋友和家人进行交流。手语不是用声音，而是利用指、手、上肢、身体的运动，手摆出的形状，口型和面部表情来表达意思和想法。手语像口语一样，不是国际通用的，各个地区的手语各不相同。如左图所示的手势，就是英语字母中"r"的意思。

手语也运用在一些听力正常的人群中。由于水下不能出声，携带呼吸器的潜水者就用手语相互交流；由于在录音室进行电视录音时需要安静的环境，因此技师们也通过手语沟通。

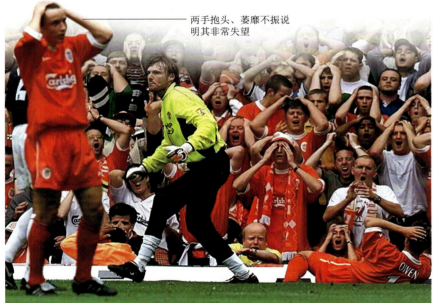

两手抱头、萎靡不振说明其非常失望

◀肢体语言

这名足球运动员射球失利后非常失望，而他身后球队支持者们的肢体语言表明，他们也同样非常失望。肢体语言这种交流形式需要运用手势、姿势和面部表情，其中每一部分都如语言中的一个单词一样，揭示整体意思中的一部分意思。一个人更加细微的肢体语言可以揭露他所处的状态，例如厌倦或兴致勃勃，焦虑或自信，甚至能观察出他是否在撒谎。一部分人对肢体语言的观察能力尤为敏感。

脑与交流

这意味着什么？

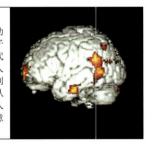

说话和倾听与其他肢体活动一样，受到大脑的控制。正电子发射计算机体层扫描术这种现代技术，使科学家可以观察到在人们说话和倾听的不同阶段，分别是大脑的哪一部位"发亮"。从该张图片中可以看出，当一个人在努力思考某个不熟悉的字的意思时，大脑颞叶表现出活性。

重复的词汇

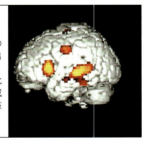

当一个人大声重复阅读时，大脑的布罗卡区（大脑左下部）和运动区（大脑上中部）表现出活性，这两个区都可产生语言，还能支配喉与舌的协调运动。此外，另一个"发亮"的活性区域是韦尼克区（大脑右下部），该区域负责监听并解读出来。

倾听

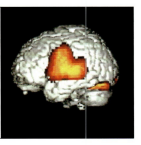

最后一张扫描图片显示的是，一名女子正在倾听他人讲话，而自己并未开口。大脑听区"发亮"，将耳朵收集到的神经冲动转化过来。虽然语言的产生仅发生在大脑左侧，但是倾听活动却发生在大脑双侧。

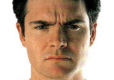 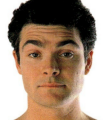 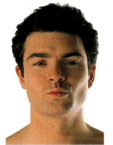 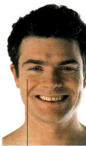

▲面部表情

人类能做出大量反映自我心情和感受的面部表情。面部表情可以是明显的，比如灿烂的微笑；也可以是微妙的，比如轻轻抬起的眉毛。面部表情的产生需要牵动 30 多块肌肉。这些肌肉的一端附着于颅骨，另一端则终止于面部的一小块皮肤，当肌肉收缩时，便可以牵动面部皮肤。大部分面肌成对出现，但是有一些，比如负责闭眼的肌肉，就能独自"开工"，让我们产生眨眼的动作。

微笑需动用眼周和口周的肌肉

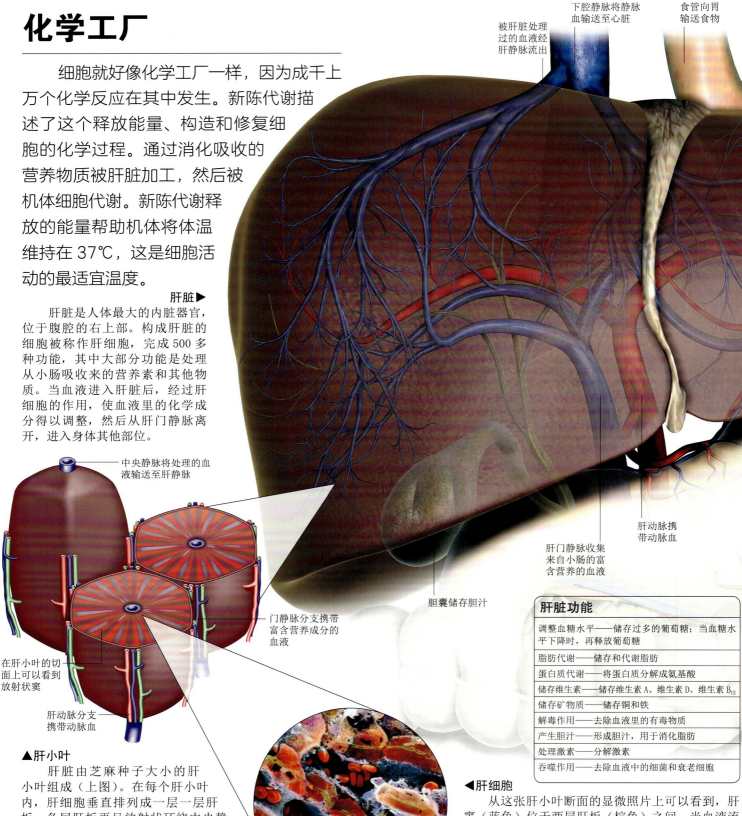

化学工厂

细胞就好像化学工厂一样，因为成千上万个化学反应在其中发生。新陈代谢描述了这个释放能量、构造和修复细胞的化学过程。通过消化吸收的营养物质被肝脏加工，然后被机体细胞代谢。新陈代谢释放的能量帮助机体将体温维持在 37℃，这是细胞活动的最适宜温度。

肝脏▶

肝脏是人体最大的内脏器官，位于腹腔的右上部。构成肝脏的细胞被称作肝细胞，完成 500 多种功能，其中大部分功能是处理从小肠吸收来的营养素和其他物质。当血液进入肝脏后，经过肝细胞的作用，使血液里的化学成分得以调整，然后从肝门静脉离开，进入身体其他部位。

被肝脏处理过的血液经肝静脉流出

下腔静脉将静脉血输送至心脏

食管向胃输送食物

中央静脉将处理的血液输送至肝静脉

门静脉分支携带富含营养成分的血液

在肝小叶的切面上可以看到放射状窦

肝动脉分支携带动脉血

肝动脉携带动脉血

肝门静脉收集来自小肠的富含营养的血液

胆囊储存胆汁

▲肝小叶

肝脏由芝麻种子大小的肝小叶组成（上图）。在每个肝小叶内，肝细胞垂直排列成一层一层肝板，各层肝板再呈放射状环绕中央静脉。动脉血通过肝动脉的分支抵达肝小叶内的每个角落；在小肠吸收的富含营养物质的血液则经过肝门静脉抵达肝小叶内的每个角落。这种双重来源的血液首先在肝窦内混合，然后进入中央静脉。

肝脏功能

调整血糖水平——储存过多的葡萄糖；当血糖水平下降时，再释放葡萄糖

脂肪代谢——储存和代谢脂肪

蛋白质代谢——将蛋白质分解成氨基酸

储存维生素——储存维生素 A、维生素 D、维生素 B_{12}

储存矿物质——储存铜和铁

解毒作用——去除血液里的有毒物质

产生胆汁——形成胆汁，用于消化脂肪

处理激素——分解激素

吞噬作用——去除血液中的细菌和衰老细胞

◀肝细胞

从这张肝小叶断面的显微照片上可以看到，肝窦（蓝色）位于两层肝板（棕色）之间。当血液流经有渗透作用的肝窦时，肝细胞发挥储存功能而去除或清理一些物质，向血液释放一些物质以及去除血液中的细菌和死亡细胞。胆小管（黄色）将肝脏分泌的胆汁输送至胆管，后者进一步将胆汁输送至十二指肠，消化脂肪。

食物利用▶

为了维持机体正常的功能，每一个体细胞都需要简单营养物质的供应，这些简单物质都来自消化后的食物。复杂的碳水化合物、脂肪和蛋白质都在小肠内分别消化成葡萄糖、脂肪酸和氨基酸。这些结构简单的营养物质通过小肠吸收入血，被携带至肝脏，在这里，它们经过处理或储存后被体细胞利用。

食物中包括碳水化合物、脂肪和蛋白质

肝脏处理小分子营养素

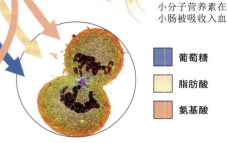

胃是消化过程的起始部位

小分子营养素在小肠被吸收入血

能量▲

葡萄糖是大部分体细胞（包括脑部的胶质细胞）的能量来源。当不能利用葡萄糖时，进行无氧呼吸的肌肉则选择利用脂肪酸作为能量提供者。氨基酸则很少被动用。

葡萄糖	
脂肪酸	
氨基酸	

▲细胞分裂与修复

葡萄糖和脂肪酸为细胞的分裂、生长和修复提供能量，其中脂肪酸用以构成包绕细胞的细胞膜以及细胞内的细胞器。氨基酸通过组装（蓝色）构成蛋白质。蛋白质用以构成细胞，维持细胞的分裂和修复以及形成酶。

胃储存食物，并对食物进行部分消化

肝脏的储存功能▲

当餐后血糖水平升高时，多余的葡萄糖就会以糖原的形式储存在肝细胞内；当血糖水平降低时，存储的糖原就会再恢复至葡萄糖。

肌肉的储存功能▲

当肌纤维处于休息状态时，血液中多余的葡萄糖被吸纳，转化为糖原，作为肌纤维收缩时能量来源的储备。当机体需要能量时，糖原就恢复至葡萄糖形式，向机体提供能量。

脂肪的储存功能▲

血液中多余的脂肪酸以脂肪的形式储存于脂肪细胞（上图）。如果糖原的储存达到极限，过多的葡萄糖就会转化为脂肪储存起来。过多的氨基酸或者用来释放能量，或者以脂肪的形式储存起来。

控制体温

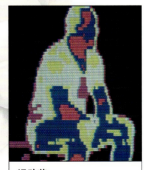

运动前

热相图是影像学的一种，用来显示机体丧失的热量（由代谢活动和肌肉收缩消耗）。其色彩种类从白色（热）到黄色、红色、蓝色、绿色、浅蓝色、紫色和黑色（凉）。在运动前，这名运动员的热相图上主要为浅蓝色和紫色（介于凉的温度范围内）。

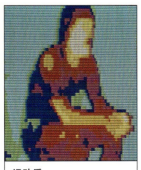

运动后

运动之后，训练中产生的大量热量散失（在下丘脑的控制下），以维持机体处于恒温状态。增加的热量通过运动员的皮肤辐射到外界，尤其是通过脸部。由于热量从他的身体散发出去，其周围的环境因此变得温暖。

细胞的新陈代谢

新陈代谢这一术语用来形容体细胞内持续发生的上千种化学反应，以保持机体的活性并产生能量。细胞的新陈代谢为一道封闭环，可分为两部分——分解代谢和合成代谢，两者都需要利用营养物质经消化后吸收入血，输送至细胞。

分解反应可将高能物质分解成相对简单的物质，在分解过程中释放能量。比如，在细胞呼吸时，葡萄糖分解成二氧化碳和水。合成代谢则需要耗能，将简单的小分子组装为复杂的大分子。比如，氨基酸转化为蛋白质，以构建细胞以及使细胞产生功能。

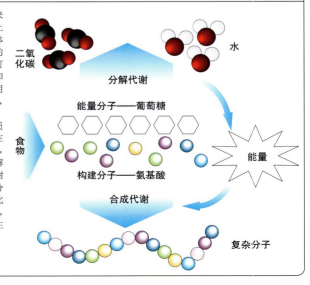

二氧化碳

水

分解代谢

能量分子——葡萄糖

食物

能量

构建分子——氨基酸

合成代谢

复杂分子

废物处理

机体细胞不断产生废物释放到血液中，在它们累积并毒害机体之前机体必须把这些废物排泄掉。肾脏是泌尿系统的一对器官，它在滤过血液，排除废物（比如尿素）方面起着重要的作用。肾脏也向血液中排泄多余的水分，以保持容量和组成成分的恒定。废物和多余的水分形成尿液，尿液贮存在膀胱里，一天排尿数次。当膀胱充盈时，信号就会被传送到大脑，提示需要排尿了。

肾上腺位于肾脏上部

肾静脉将血液从肾脏带走

肾动脉向肾脏输送血液

右肾比左肾略微低些

输尿管将右肾产生的尿液输送至膀胱

下腔静脉收集下半身的静脉血

左肾的断面（73页可看到更加详细的断面图）

主动脉向下半身输送动脉血

输尿管将左肾产生的尿液输送至膀胱

右侧输尿管在膀胱的开口

内括约肌控制尿液的排放

膀胱中的尿液从尿道（男性）排出体外

肌组织形成的膀胱壁富有弹性

◀泌尿系统

人体的泌尿系统包括两个肾脏、两条输尿管、膀胱和尿道。其中肾脏由具备过滤功能的肾单位组成，血液经过肾单位的过滤后转化为尿液。虽然肾脏的重量仅占人体重量的1%，但是它却执行人体25%的功能——这足以说明肾脏在体内所起到的重要作用。我们的肾脏每天过滤1750升血液，产生1.5升尿液。尿液产生后，沿输尿管流入膀胱，并在膀胱内储存起来。当尿液充满膀胱时，便从尿道排泄至体外。

▲膀胱内壁

膀胱壁由大片平滑肌细胞组成。当膀胱排空时，平滑肌充分收缩，膀胱内壁的上皮细胞层形成皱褶，如这张模式图所示；当膀胱内充满大约600毫升尿液时，平滑肌放松，皱褶消失，膀胱壁舒展且变得平滑。

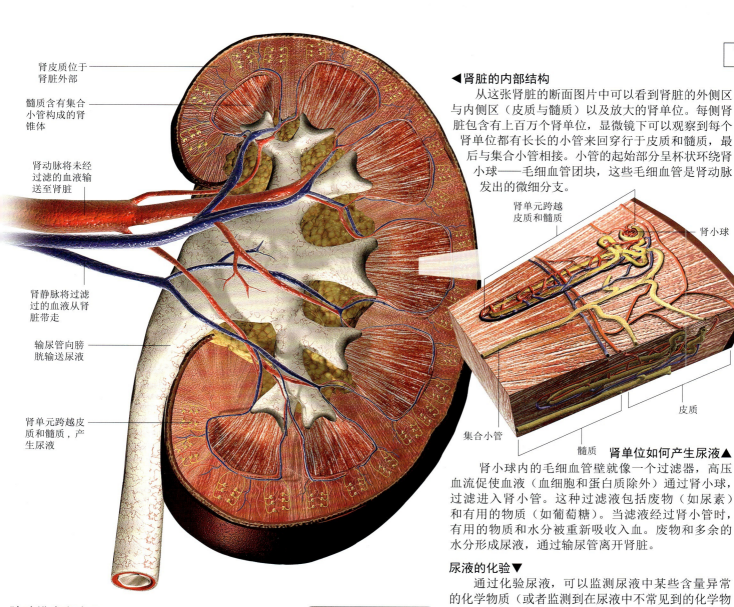

肾皮质位于肾脏外部

髓质含有集合小管构成的肾锥体

肾动脉将未经过滤的血液输送至肾脏

肾静脉将过滤过的血液从肾脏带走

输尿管向膀胱输送尿液

肾单元跨越皮质和髓质，产生尿液

肾单元跨越皮质和髓质

肾小球

集合小管　髓质　皮质

◀肾脏的内部结构

从这张肾脏的断面图片中可以看到肾脏的外侧区与内侧区（皮质与髓质）以及放大的肾单位。每侧肾脏包含有上百万个肾单位，显微镜下可以观察到每个肾单位都有长长的小管来回穿行于皮质和髓质，最后与集合小管相接。小管的起始部分呈杯状环绕肾小球——毛细血管团块，这些毛细血管是肾动脉发出的微细分支。

肾单位如何产生尿液▲

肾小球内的毛细血管壁就像一个过滤器，高压血流促使血液（血细胞和蛋白质除外）通过肾小球，过滤进入肾小管。这种过滤液包括废物（如尿素）和有用的物质（如葡萄糖）。当滤液经过肾小管时，有用的物质和水分被重新吸收入血。废物和多余的水分形成尿液，通过输尿管离开肾脏。

尿液的化验▼

通过化验尿液，可以监测尿液中某些含量异常的化学物质（或者监测到在尿液中不常见到的化学物质），从而帮助医生们诊断疾病。将带有棉垫的试纸浸入尿液样本时，试纸能对尿液中某种特异的化学物质作出反应，产生颜色。当我们将试纸的颜色与标准比色图对比时，就可以判断该化学物质在尿液中含量的高低。

比色图用来与试纸作对比

可产生化学反应的试纸尖部对尿液中特异的化学物质起作用

带有棉垫的棒浸入尿液

膀胱排空和充盈

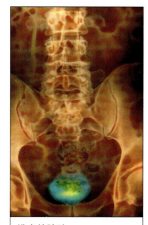

排空的膀胱

这张尿路平片显示的是刚刚被排空的小膀胱（绿色）。内括约肌（膀胱和尿道间的肌肉环）的作用可使尿液储存在膀胱内，其下部的外括约肌由盆底肌肉包绕尿道而成。肾脏生成的尿液经输尿管进入膀胱，使其充盈。

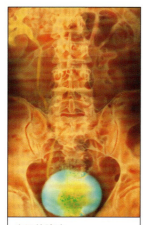

充盈的膀胱

当膀胱充盈时，膀胱壁上的张力感受器向脊髓发送信号，再由脊髓发出命令使内括约肌放松。与此同时，信号还发送至脑部，使我们产生尿意。在方便的时候，就可放松外括约肌，收缩膀胱，通过尿道将尿液排出体外。

水平衡

为了避免水肿或脱水的发生，进入机体的水分与从机体排出的水分要相当。下列数据为一个成年人每天需要摄入和丧失的水分量。

水分来源	摄入的水分
新陈代谢产生的水 *	250 毫升
食物	750 毫升
饮料	1500 毫升
总计	2500 毫升
水分来源	丧失的水分
粪便	100 毫升
汗水	200 毫升
肺和皮肤 **	700 毫升
尿液	1500 毫升
总计	2500 毫升

* 新陈代谢产生的水＝细胞呼吸产生的废物

** 指从皮肤而不是从汗液中丧失的水

人类生殖

男性和女性的生殖器官产生性细胞，这使得成年人能够孕育小宝宝。它发生在性交后男性和女性生殖细胞相遇的时候。在阴囊内，一对椭圆形的腺体叫睾丸，它能够持续产生男性生殖细胞，即精子。女性生殖细胞——卵子是由卵巢产生的，在一个女人的生育年龄内，月经周期中间每次释放一个卵子，月经周期是一个按月周而复始的过程，它能够为子宫提供孕育的条件。

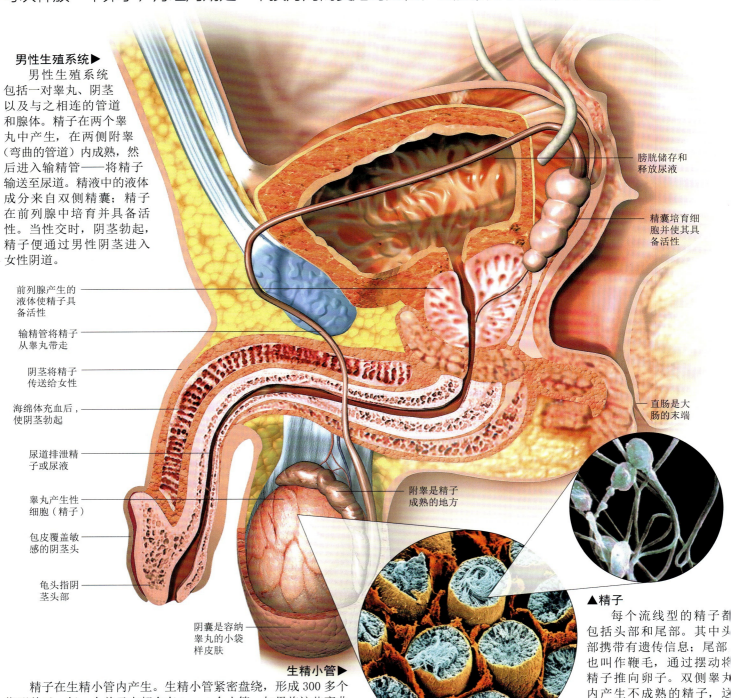

男性生殖系统▶
男性生殖系统包括一对睾丸、阴茎以及与之相连的管道和腺体。精子在两个睾丸中产生，在两侧附睾（弯曲的管道）内成熟，然后进入输精管——将精子输送至尿道。精液中的液体成分来自双侧精囊；精子在前列腺中培育并具备活性。当性交时，阴茎勃起，精子便通过男性阴茎进入女性阴道。

前列腺产生的液体使精子具备活性

输精管将精子从睾丸带走

阴茎将精子传送给女性

海绵体充血后，使阴茎勃起

尿道排泄精子或尿液

睾丸产生性细胞（精子）

包皮覆盖敏感的阴茎头

龟头指阴茎头部

阴囊是容纳睾丸的小袋样皮肤

膀胱储存和释放尿液

精囊培育细胞并使其具备活性

直肠是大肠的末端

附睾是精子成熟的地方

生精小管▶

▲精子
每个流线型的精子都包括头部和尾部。其中头部携带有遗传信息；尾部也叫作鞭毛，通过摆动将精子推向卵子。双侧睾丸内产生不成熟的精子，这些精子被推入附睾后，在这里发育成熟并获得运动的能力。

精子在生精小管内产生。生精小管紧密盘绕，形成 300 多个楔形单元，每一个单元内都含有 1～4 个小管。如果将这些弯曲的小管拉平，其长度可超过 500 米。这张切面图，可见每一个小管内都有盘旋的精子（蓝色）形成。青春期之前，睾丸每天共产生约 2.5 亿个精子。

脊柱

输卵管将卵巢内的卵子输送至子宫

卵巢产生、储存和释放卵子

子宫是胎儿发育的器官

宫颈是子宫最细的部分

直肠是大肠的末端

肛门是消化道的下口

阴道连通子宫与外界

膀胱储存和释放尿液

阴蒂含有丰富且敏感的神经末梢

◀女性生殖系统

女性生殖系统包括两个卵巢、两个输卵管、子宫和阴道。卵巢负责储存和释放卵子，通常每月排放一个卵子，沿输卵管进入子宫内。子宫是一中空的器官，子宫壁由肌肉组织构成，胎儿就在子宫内茁壮生长。子宫通过阴道与外界相通，阴道还可以接受来自阴茎的精子，在精子与卵子结合后，新的生命就诞生了。

卵泡内的卵子▲

女孩一出生，她的卵巢就带有终生可用的大量未成熟卵子，每个卵子都由卵泡包绕，像袋子装东西一样。在青春期后，每个月都有一些卵泡生长并发育成熟。这张模式图中描绘的是卵子（粉红色）位于成熟的卵泡（绿色）内，周围有许多细胞（蓝色）为其提供养分。每个月只有一个卵泡充分发育成熟，然后卵泡破裂，释放出卵子。

▼月经周期与排卵

月经周期一般为 28 天，在周期中段时间内，子宫内膜增厚，为胚胎植入做准备。大约在周期的第 14 天左右，会发生排卵现象——卵子从成熟的卵泡内释放出来。如果卵子受精，则形成胚胎，植入子宫内膜；如果卵子没有受精，子宫内膜会崩解脱落，并在月经期出血（一个周期）。

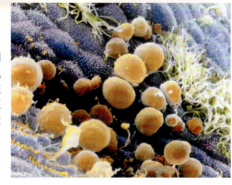

◀子宫内壁

从这张模式图中可以看到，处于月经周期中段的子宫壁内表面（子宫内膜）。如果卵子受精后形成胚胎，胚胎将被植入血液丰富的子宫内膜里，继续发育，直至胎儿形成。当有胚胎植入内膜时，腺体会分泌富含营养物质的小球（黄色），为胚胎发育提供能量。

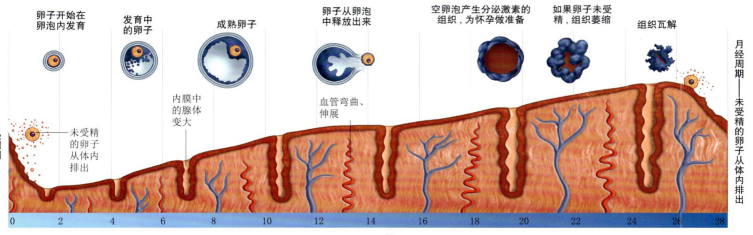

卵子开始在卵泡内发育

发育中的卵子

成熟卵子

卵子从卵泡中释放出来

空卵泡产生分泌激素的组织，为怀孕做准备

如果卵子未受精，组织萎缩

组织瓦解

未受精的卵子从体内排出

内膜中的腺体变大

血管弯曲、伸展

月经周期——未受精的卵子从体内排出

0 2 4 6 8 10 12 14 16 18 20 22 24 26 28

天

如果一个男性的精子和女性的卵子相遇，受精卵就形成了。受精卵埋植在子宫壁中，它继续生长，发育成胚胎。8周后它发育成一个胎儿，在过后的几个月它就变成一个完全发育好的婴儿。怀孕后经过40周，小婴儿被排出子宫，来到外面这个世界上。

排卵▶
这张模式图显示的是，卵子从卵泡内释放出来以后，出现在卵巢表面的下部。女性在青春期和更年期（大约50岁）之间，每月都发生一次这样的排卵过程。卵子移向输卵管，在输卵管纤毛的作用下，漂至子宫。

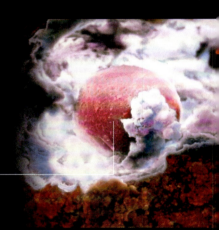

卵子从卵泡中释放

子宫内的精子▶
当性交后，阴道内可聚集2亿～3亿个精子。但是仅有一小部分精子能够通过宫颈进入子宫，如右图所示。进入子宫的精子需要12～24小时的时间到达输卵管，寻求与卵子的结合。

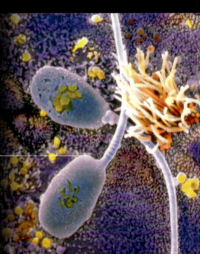

精子在子宫内游动

◀受精
如果在排卵后24小时之内，精子与卵子结合，那么卵子就可能受精。精子们位于卵子周围，并试图穿破卵子外层，最终会有一个精子获得成功。携带遗传物质的精子头部，一旦与卵子细胞核融合，那么此时卵子就受精了。

卵子有一层厚实的外膜

4个细胞的受精卵▶
卵子受精后的大约第36个小时，受精卵分裂成两个细胞；48小时，受精卵再次分裂，变成4个细胞，如右图所示。受精卵沿着输卵管下行，进入子宫。在它下行的过程中，受精卵的细胞继续每12小时分裂一次。

4个细胞的受精卵

◀植入
大约6天的时候，不断分裂的受精卵形成一个中空的细胞簇，此时叫作胚泡。胚泡埋入子宫内膜，借此实现与子宫壁的联结。这一过程叫作植入。胚泡的内层细胞形成胚胎，将来发育成胎儿；外层细胞形成胎盘。

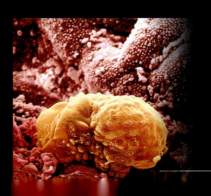

胚泡植入子宫内膜

胎儿的生长和发育

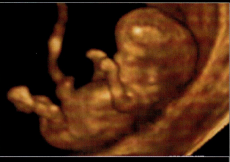

10 周的胎儿

　　超声是一项安全技术，用来监测胎儿生长和发育状况。这张三维图像是用最先进的超声技术拍摄的。10 周时，胎儿大约 5 厘米长，尽管头部占身体很大的比例，但是也可辨别出人形，所有内脏器官和肢体都已形成。

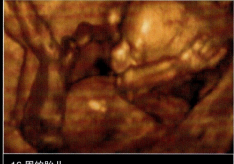

16 周的胎儿

　　16 周时，胎儿大约 15 厘米长，这一时期由于身体各系统的发育，胎儿生长迅速，并且运动频繁。从超声中可以清楚地看到胎儿的上肢、腿、手指、脚趾以及面部特征。此外，还能监测到胎儿的心跳与性别。胎儿面部的肌肉能使其开口和闭口。

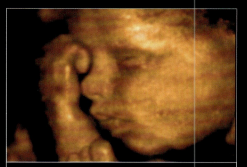

30 周的胎儿

　　到了第 30 周时，胎儿大约 35 厘米长，并且已经得到了充分的发育。在孕期的最后几周，皮下脂肪产生。胎儿能够听到母亲体内和体外的声音。当胎儿在子宫内踢腿和转动时，母亲能够感觉到胎动。

子宫包绕并
保护胎儿

脐带向胎儿
输送血液

胎盘附着于
子宫内壁

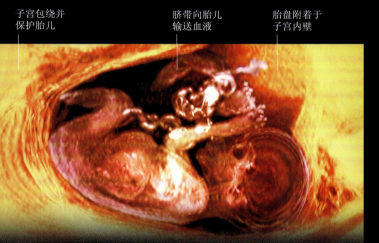

▲ 胎盘和脐带

　　从这张胎儿的磁共振成像图中可以看到胎盘和脐带，它们提供能量以满足胎儿的需要。胎儿与母体的血管并不相通，但是在胎盘内（子宫内表面的盘状组织）两者的血管可以密切相接。氧和食物从母体的血液进入胎儿的血液内，废物则以相反的方向从胎儿的血液进入母体的血液内。脐带负责运输胎儿与胎盘之间的血液。

怀孕时的身体变化

　　当女性怀孕时，她们的身体会发生一系列变化，以适应胎儿生长的需要。

　　当母亲通过胎盘向胎儿输送氧和食物以及排出废物时，她的呼吸和心率都会有所增加。

　　当母亲的子宫和腹部隆起，以容纳长大的胎儿时，她的体重会有所增加；此外由于新的腺体的形成，母亲的乳房胀大，当胎儿出生后，她可向胎儿提供充足的乳汁。

胎儿在女性
体内生长

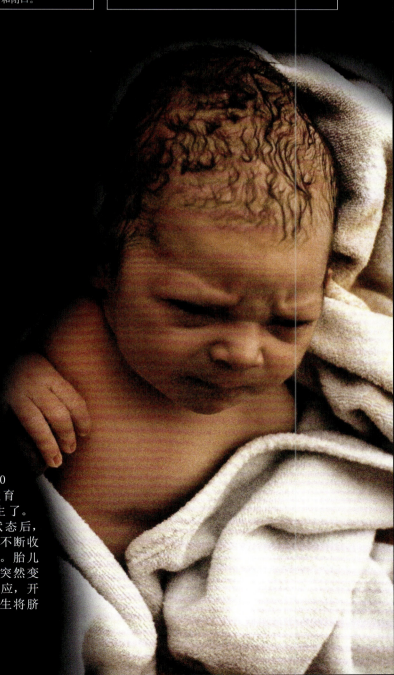

分娩▶

　　受精后 38～40 周，胎儿充分发育后，就可以出生了。母亲进入分娩状态后，子宫壁上的肌肉不断收缩，将胎儿推出。胎儿一旦出生，便对突然变化的环境作出反应，开始有了呼吸。医生将脐带夹闭，剪断。

儿童的成长

在开始的五年内，孩子的大脑在尺寸和复杂性上迅速发育，这使得孩子可以练习和掌握越来越复杂的技巧，这些对以后生存都是非常必要的。随着骨骼和肌肉的发育，儿童逐渐从爬到走，并且通过抓玩具和其他一些物体来发展手的灵巧度。从 1 岁开始，儿童开始用语言交流，并且逐渐形成一些社会技能，比如用刀和叉吃饭。

◀新生儿

新生儿每天睡眠超过 18 小时，定时的喂养需要打断他们的睡眠。新生儿除了受到噪声的惊吓外，还可以有一些原始的反射活动，比如吮吸反射，人们可以通过这些反射活动来确定他是否在发育。新生儿会注视他们的母亲，在 4～6 周大时，他们学会了微笑。

新生儿的睡觉姿势像在子宫内一样蜷在一起

爬行▶

通常在婴儿 8～9 个月，可以用四肢爬行；在支撑物的帮助下，可以站立。他们可以用拇指和其余四指抓握物体，用食指剌小的物体，握住杯子，抓住和咀嚼固体食物。他们还能通过呼喊来吸引大人们的注意。

当爬行时，婴儿的上肢起支撑作用

里程碑

在婴儿渐渐长大的过程中，他们会按照既定的顺序先后经历一些重要的成长事件。这些事件的发生顺序受婴儿逐渐成熟的神经系统控制。神经系统成熟的快慢支配婴儿学习技能的快慢，这就是为什么每一个婴儿有其自身的发育速度。

技能	第一次出现
第一次微笑	4～6 周
第一次说话	12～14 个月
小便习惯形成	18～30 个月
群体性游戏	3～4 岁
复杂的语言能力	4～5 岁
阅读能力	5～6 岁
复杂的推理能力	10～12 岁

大脑与技能

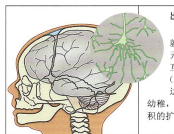

出生时

当婴儿出生时，大脑就带有大约 1000 亿个神经元（神经细胞），并且相互联系形成神经交通网络（左图圆圈内）。刚出生时，这个神经交通网络还比较幼稚，颅骨间的缝隙允许颅骨体积的扩大与脑的生长发育。

6 岁时

6 岁时，脑迅速发育，并且体积已经接近成年人的大小。脑的生长是由于在孩子学习的过程中，神经网络的突触数量大大增加。颅骨之间的缝隙关闭，颅骨生长变得缓慢。

18 岁时

十几岁的时候，神经网络的发育速度与之前相比，明显放缓。到了 18 岁，脑的体积已经达到成年人的大小，并且神经网络也得到了充分的发育，但其在以后的岁月里还需要不断完善。此时，颅骨生长完成，面部表现出成年人的特点。

婴儿牙齿

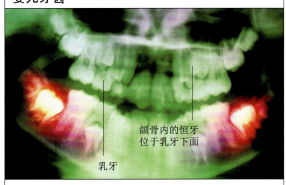

颌骨内的恒牙位于乳牙下面

乳牙

在我们的一生中一共拥有两套牙齿。婴儿大约 6 个月时，长出乳牙；到 3 岁左右，20 颗乳牙出齐。恒牙在颌骨下发育，大约 6 岁的时候开始出现，挤掉乳牙，致使乳牙脱落。成年人的恒牙一共有 32 颗牙齿，在十几岁的时候全部出齐。从这张婴儿口腔的 X 线平片中，可以看到生长在乳牙下的恒牙。成年人位于下颌的磨牙看起来微黄。

通过练习可提高平衡能力

▲行走

在孩子 12～14 个月大时，如果扶着她的小手，她就可以蹒跚行走，并且能够从侧边越过障碍。这一时期，她开始会说话，并且能听懂一些简单的语句；她可以抬起双臂和双脚，让我们为她穿上衣服；她能轻轻地抓握物体，但是不久就会又掉在地上。

骨骼如何发育

新生儿的骨骼

新生儿的长骨（如指骨）骨干由骨组织构成，骨端由软骨构成。在骨干与两个骨端之间，有另一软骨组织，叫作生长板。在这里，细胞不断分裂产生更多的软骨，并且使骨骼生长。

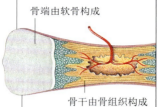

骨端由软骨构成

骨干由骨组织构成

孩子的骨骼

孩子的骨端有一生骨区域。在这一区域，软骨逐渐被坚硬的骨组织取代。在骨干与两个骨端之间的生长板内，细胞不断分裂形成更多的软骨，将骨端向外推移。这一过程使骨骼得以生长。

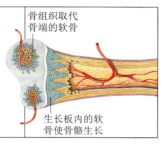

骨组织取代骨端的软骨

生长板内的软骨使骨骼生长

成年人的骨骼

当孩子到了 18 岁，身体的生长发育几乎完成。长骨的骨干、骨端和生长板骨化并融合。如短骨等其他类型的骨骼，也在这一时期骨化。然而，在我们的一生中，骨骼都在不断地塑形。

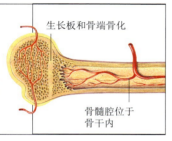

生长板和骨端骨化

骨髓腔位于骨干内

手的生长

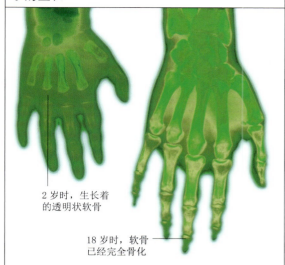

2 岁时，生长着的透明状软骨

18 岁时，软骨已经完全骨化

从这两张 X 射线体层摄影中可以看到，2（左上）～ 18（右上）岁手部骨骼上发生的变化。胎儿时期，手部是软骨状的"骨骼"。随着胎儿的成长，这些骨骼的骨干（中央段）通过骨化作用被骨组织取代（"造骨"）。

2 岁小孩的这张 X 射线体层摄影显示了其手部部分骨化的骨骼轮廓。其中界限清晰的地方表示骨干；透光区则表示该区域有软骨正在生长，这些软骨最终将被坚硬的骨组织取代。

从 18 岁时的手部 X 射线体层摄影上可以清晰地看到软骨骨化的结果。这时，骨骼的长度得到了充分地生长，骨骼完全骨化。根据不同年龄骨化程度的不同，X 射线体层摄影可以准确地推测生长期孩子的年龄。

◀踏板车

在 2 ～ 3 岁，随着孩子协调能力的提高，他们可以掌握一些新的技能。他们可以转圈跑、骑三轮车、踢球、开门以及穿鞋；会讲简单的句子，索要东西；玩耍时，会与其他小朋友分享。

协调能力的提高，可以使孩子骑踏板车并掌握方向

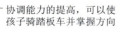

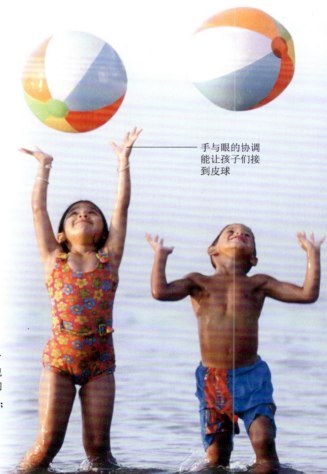

手与眼的协调能让孩子们接到皮球

扔球与接球▶

当孩子 5 岁时，手眼协调能力大大提高，他们完全有能力接住皮球。他们能踮起脚，竖起脚尖，随音乐翩翩起舞；说话句子完整，易于理解；可以写字和阅读，画画和临摹，穿衣和脱衣。

生命故事

　　每个人在一生中都经历相同的、可以预见的阶段性变化，即婴儿期、儿童期、青春期、成人期和老年期。随着孩子的成长，他们学习和获得生活技巧。在青少年时期，他们经历了一个迅速的身体上的变化，称为青春期，同时在行为和对世界的认识上也发生了变化。成人期带来了新的挑战和责任，比如很多男人和女人拥有了他们自己的孩子。随着人们变老，机体开始变得不那么高效了。

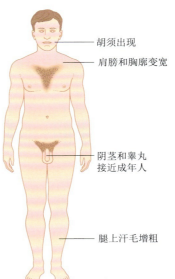

▲青春期——男性

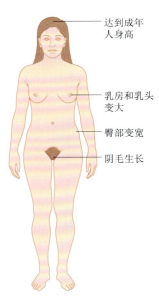

▲青春期——女性

◀儿童期

　　儿童期开始于刚刚学会走路和说话的孩子，终止于青春期。在这一时期，孩子们迅速地掌握各项技能。他们可以在读写的过程中增加对知识的积累；发展社交技巧，并且一旦能够理解其他人的意思后，他们在自律、游戏与交友方面就会做得更好。虽然所有的孩子都按照相同的顺序发展身体和思想技能，但是他们却有各自的强项与弱点。

　　男性的青春期通常开始于 12～14 岁。首先，睾丸变大，释放睾酮，并开始产生精子；阴茎生长，两年后达到成年人的大小；身体生长迅速，肩膀宽厚，具备男性外形特点；腋窝与耻骨处长出毛发，随后出现胡须；出现喉结，音调变低。青春期后，十几岁的男性还会继续长高，这就是为什么男性往往比女性个头高的原因。

　　女性的青春期通常开始于 10～12 岁，两年后发生第一次月经。最初，乳房、乳头以及卵巢开始发育；经过一段时间的快速生长后，身体的脂肪分布会有所改变，臀部变宽，具备典型的成熟女性外形；耻骨和腋窝处开始生长毛发，出现月经，随后释放卵子。十几岁的女性往往高于同龄男性，但是很快就不再长高。

青春期的改变

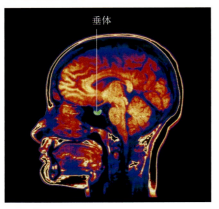

▲垂体

　　青春期受脑部的下丘脑影响，下丘脑向垂体（上图）发出信号，使其释放两种激素——眼泡刺激素和黄体生成素。女性眼泡刺激素和黄体生成素"命令"卵巢释放卵子，并且分泌可产生女性性征的性激素——雌二醇和孕酮；男性的眼泡刺激素和黄体生成素促进睾丸分泌睾酮，用以产生男性性征和刺激精子形成。

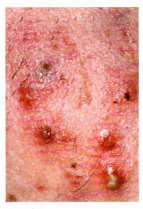

▲粉刺

　　很多青少年会受到粉刺的困扰——脸上和后背持续出现又红又痛的痤疮和红斑。男孩和女孩体内激素水平的改变，增加了皮肤上皮脂腺对油脂的分泌。如果这些皮脂腺的导管被堵塞以及皮脂受到细菌的感染，就会形成斑点。

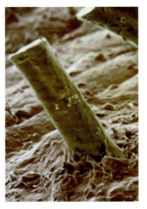

▲胡须的生长

　　男性体内性睾酮激素水平的升高，可刺激面部、胸和腿上的毛发生长、变粗。脸上的毛发（胡须）能够被刮除。从这张模式图中可以看到，被刮过的胡子又长了出来。

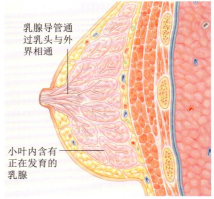

▲乳房的发育

　　乳房发育往往是青春期女性第一个出现的变化。当乳腺组织开始发育时，乳房随之变大。如这张乳房的切面图所示，乳腺组织内含有围绕乳头呈放射状排列的小叶。在小叶内可见乳腺腺体，在胎儿出生后能分泌乳汁，乳汁沿乳腺导管流动，通过乳头排出体外。青春期乳头也会变大。

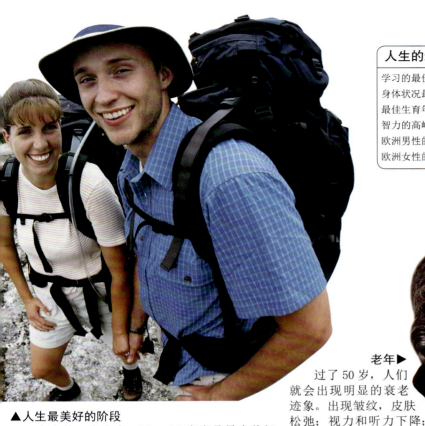

人生的最佳时期	
学习的最佳年龄	儿童期和青少年
身体状况最好的年龄	25 ~ 40 岁
最佳生育年龄	25 ~ 35 岁
智力的高峰期和平台期	35 ~ 60 岁
欧洲男性的期望寿命	74 岁
欧洲女性的期望寿命	80 岁

皮肤弹性丧失，出现皱纹

当人们上了年纪，眼镜成了大部分人的必需品

老年▶

过了 50 岁，人们就会出现明显的衰老迹象。出现皱纹，皮肤松弛；视力和听力下降；头发变细、变灰；肌肉强度降低；骨骼脆性增加，关节活动性下降。健康的生活方式可以将衰老的表现降到最低。由于生活水平的提高和医疗条件的改善，人类的平均寿命比以前有了很大提高。

▲人生最美好的阶段

在人的一生当中，20 ~ 30 多岁是最为美好的一段时间。男性和女性处于最健康和强壮的阶段，拥有事业发展最好的机会；可以旅行、交友、建立人际关系以及组建家庭。但是在女性超过 35 岁的时候，她们的生育能力已经开始走下坡路了，而且随着年龄的增长，怀孕的概率越低。健康的饮食、规律的生活方式和定期的运动，都可以提高后半生的健康水平。

衰老带来的问题

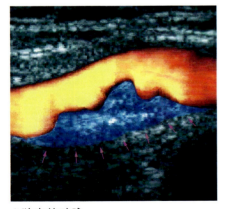

▲狭窄的动脉

人们一旦上了年纪，就会有脂肪沉积在动脉壁上，致使他们的血管狭窄。这一现象可由高脂饮食或抽烟等因素引起。脂肪沉积（上图粉红色箭头所示）可引起它周围的血流（橘红色）打转儿，如这张动脉的多普勒超声扫描所示。血液发生湍流的地方，就会形成血栓。如果血栓堵塞了向心脏供血的动脉，便会导致心脏病的发作。

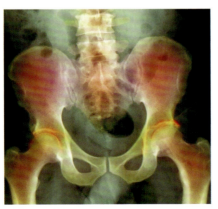

▲骨关节炎

这张男性骨盆的 X 射线体层摄影显示的是患有骨关节炎的区域（橘红色）。当人们上了年纪，骨关节炎是一种影响承重关节（比如膝关节或髋关节）的退行性改变。覆盖于关节处骨端的软骨本身有减少摩擦的作用，当软骨磨损后，会引起骨关节炎的发生，症状是关节僵直和疼痛。通常情况下，两股骨（腿的上部骨骼）与骨盆的髋臼由软骨隔离，但这张图片上的关节间隙是变窄的。

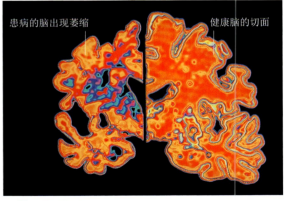

患病的脑出现萎缩　　健康脑的切面

▲阿尔茨海默病

尽管脑在晚年开始退化，但是它对人们生活的影响却并不显著——大部分人可以找到代偿记忆力下降的方法。然而，阿尔茨海默病却可以引起严重的后果。这种影响智力的进展性疾病的患病率在 65 岁之前为 7%；85 岁之前为 30%。这两张脑扫描图显示的是，由于脑细胞的丢失和异常蛋白质的沉积，阿尔茨海默病患者的脑组织发生了萎缩。这种退化可引起思绪混乱、记忆丧失和人格改变，患者往往丧失独立生活的能力。

染色体和 DNA

在每一个机体亿万个细胞内都含有建造和运行机体的指令。这些信息储存在 DNA（脱氧核糖核酸）中，DNA 是一条长的螺旋分子，紧密折叠后形成染色体，每个细胞的细胞核中都会有染色体。除女性的卵子和男性的精子外，细胞都包含 23 对染色体。基因是一小段 DNA 序列，含有制造细胞活动所需蛋白质的"秘诀"，储存在我们基因上的信息，决定我们的特征，并可代代相传。

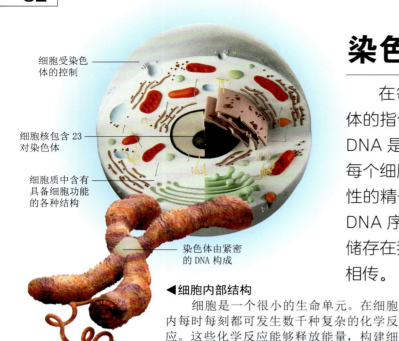

细胞受染色体的控制

细胞核包含 23 对染色体

细胞质中含有具备细胞功能的各种结构

染色体由紧密的 DNA 构成

◀**细胞内部结构**

细胞是一个很小的生命单元。在细胞内每时每刻都可发生数千种复杂的化学反应。这些化学反应能够释放能量，构建细胞和维持细胞生命。酶的作用能加快化学反应的速度，它在细胞核内染色体上的 DNA 的指导下完成。图中一条染色体被拆开后，可见一条长约 2 米的 DNA 分子螺旋盘绕其中。

◀**染色体**

除了红细胞，所有的体细胞都含有携带染色体的细胞核。染色体通常长而细，但是在细胞分裂时，染色体会变短，并且通过自我复制形成两条一模一样平行排列的单体。染色体附着于着丝粒上，其"腰部"结构如这张模式图所示。每一条单体内的 DNA 呈"超螺旋"状，以确保所有的遗传信息都包含在染色体内。

染色体被拆开为 DNA 超螺旋

DNA 和染色体的数据资料

大部分体细胞的染色体数目	46 条（23 对）
精子和卵子内的染色体数目	23 条
单个细胞内染色体上 DNA 的长度	2 米
所有体细胞的 DNA 总长度（当展开时）	2000 亿千米
单个体细胞内的碱基对数目	3000 亿个
其他含有 DNA 的细胞结构	细胞质的线粒体

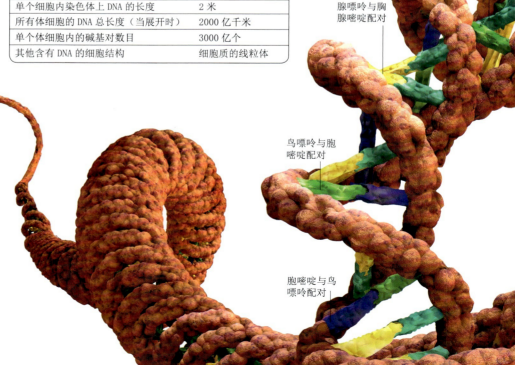

胸腺嘧啶与腺嘌呤配对

腺嘌呤与胸腺嘧啶配对

鸟嘌呤与胞嘧啶配对

胞嘧啶与鸟嘌呤配对

DNA 的结构▶

长长的 DNA 分子包括两条链，它们像旋转楼梯一样相互缠绕。"梯子"两边的"扶手"主要是糖和磷酸盐；"台阶"则由四对碱基构成。腺嘌呤（A）与胸腺嘧啶（T）配对；鸟嘌呤（G）与胞嘧啶（C）配对。这些碱基对沿 DNA 排列，形成密码信息，细胞则利用这些密码信息指导蛋白质的合成。

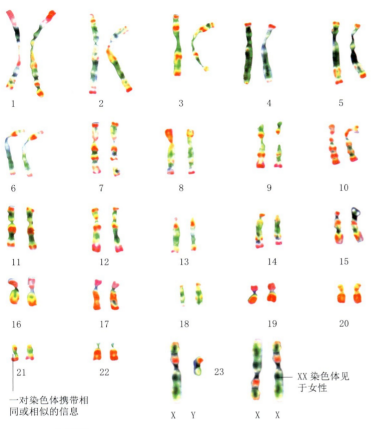

1　2　3　4　5

6　7　8　9　10

11　12　13　14　15

16　17　18　19　20

21　22　23　XX 染色体见于女性

X　Y　X　X

一对染色体携带相同或相似的信息

唐氏综合征

唐氏综合征是以 19 世纪第一位发现该疾病的医生的名字来命名的，它是由于染色体数目的异常而导致患儿多种功能的先天缺失。患有唐氏综合征的孩子有轻微的斜视、手指短粗、舌头肥大、面部特征扁平，此外，还有一定程度上的听力丧失。但是这些孩子们往往友好且富有爱心，而且大部分具备生活能力。

由于父亲或母亲（通常是母亲）遗传给子女的第 21 对染色体多出一条，所以这种综合征又叫作 21 三体综合征，这样一来，患儿的体细胞中一共有 47 条染色体，正是这条多出的染色体促发了患儿的各种症状。高龄产妇生出唐氏综合征患儿的概率较高。

▲核型

上边的核型图完整地显示了人类的 23 对染色体。当细胞处于分裂期，染色体变得又粗又短时，我们对其进行摄像，并按照大小将第 1 对至第 22 对染色体进行排列。每对染色体中的一条来自母亲，另一条来自父亲。第 23 对染色体为性染色体——其中 XY 为男性，XX 为女性，两种染色体都能从上图中看到。

◀性别决定

每一个性细胞——精子和卵子，包含 23 条（1 套）染色体。当精子与卵子结合后，两者的染色体结合，形成完整的 46 条（2 套）染色体。每套染色体中都含有一个性染色体。卵子中通常是 X 染色体；精子中既可以是 X 染色体，也可以是 Y 染色体。精子决定了受精卵将来发育成男孩还是女孩；携带 Y 染色体的精子所形成的受精卵将来发育成男孩；携带 X 染色体的精子所形成的受精卵将来发育成女孩。

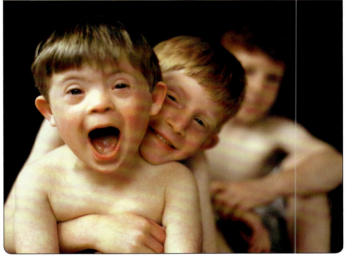

XY 男孩　　XX 女孩

蛋白质形成

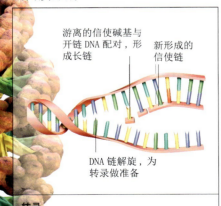

游离的信使碱基与开链 DNA 配对，形成长链　新形成的信使链

DNA 链解旋，为转录做准备

转录

DNA 的一项主要功能是指导蛋白质的合成，这些蛋白质组成人体的皮肤、激素或酶。DNA 片段（基因）上的碱基序列可作为模板。DNA 链解旋，游离的信使碱基（mRNA）与开链 DNA 碱基相匹配，形成与 DNA 片段的长链配对的一条新链。新链从 DNA 上解离，进入细胞质，指导蛋白质的合成。

氨基酸链按一定顺序连接而成　游离于细胞质中的单个氨基酸

核糖体是氨基酸进行组装的地方

三个碱基为一组编码特定的氨基酸　信使链

翻译

细胞质中，核糖体根据遗传密码，提供新的信使链合成蛋白质的起始位点。信使新链上每三个碱基构成一个密码子，指导形成特定的氨基酸。当信使链通过核糖体时，游离于细胞质中的氨基酸按照"正确"的顺序排列，形成蛋白质长链。

蛋白质链折叠成特定的形状

成熟蛋白质

当完整的蛋白质长链组装好以后，它便折叠形成新的成熟蛋白质。氨基酸的准确排列决定了不同蛋白质特有的构型。氨基酸是构成蛋白质的"原料"，并且对蛋白质通过什么方式发挥功能起着关键作用。DNA 通过控制生成这些重要的化学物质，来控制所有体细胞的功能和用途，从而进一步控制所有的人体器官和组织。

计算机模拟的染色体模型，基因呈带状

基因和遗传

在每一个细胞的细胞核中有一套构建细胞的指令。这些指令称为基因，存在于 23 对染色体上。我们从父母那儿遗传到两套基因，每一套都由男性精子和女性卵子的 23 条染色体携带。虽然每一对染色体都含有相同的基因，但是每对染色体上的某些基因具有不同"版本"的等位基因。这使我们既像本家族的其他成员，又有自己独有的特征。研究人类的特征（比如眼睛的颜色）是如何遗传的学科称为遗传学。

基因的功能▶
这个计算机模拟的染色体模型上的条带表示基因的位置。基因是 DNA 的一个小片段，一套 23 条染色体大约携带 30 000 个基因。我们知道蛋白质能够构成细胞和控制细胞代谢，基因就是通过指导蛋白质的合成，从而控制大部分身体特征。虽然所有细胞都带有相同的基因，但是根据各种细胞在人体所起的主要作用不同，不同细胞内执行功能的基因亦各不相同。

胶原的形成▶
胶原是人体含量最为丰富的蛋白质，染色体上该位点的基因便负责控制胶原的合成。只有在结缔组织中，这一基因才被开启，而在其他体细胞中，这一基因则呈关闭状态。如这张模式图所示，胶原由又长又韧的丝状纤维蛋白构成，其外形取决于胶原分子中氨基酸的排列顺序，而氨基酸的排列顺序最终由基因决定。

加固肌腱▶
肌腱是附着于肌肉和骨骼上的坚韧的条索状结构，可使肌肉在施加很大力量的情况下不致撕裂。肌腱由致密、规则，充满胶原纤维的结缔组织组成，其中胶原纤维使肌腱拥有足够的强度。这些纤维由成纤维细胞持续生成，成纤维细胞的细胞核中含有能够启动胶原合成的基因。

生长激素▶
这一位点的基因控制着生长激素（右图）的合成。生长激素由脑底的垂体（豌豆大小的激素分泌腺体）前部的细胞产生。控制生长激素合成的基因在垂体细胞内启动，而在其他细胞内则关闭。

▲生长激素的功能
生长激素随血液遍布全身。其作用包括通过促进细胞的生长和分裂，促使儿童长高和人们的新陈代谢；此外，生长激素还能通过促进脂肪燃烧向机体提供能量。在儿童时期，生长激素主要的作用对象是骨骼和肌肉。从这张断面上可以看到骨化现象，这一过程直接受生长激素的调控。

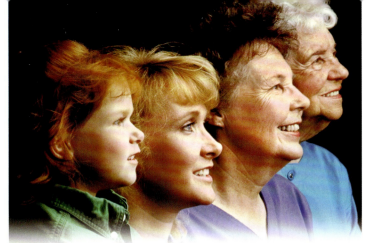

▲基因和遗传

这张图上显示的是一家四代人——曾祖母、祖母、母亲和女儿。我们能清楚地看到四人的相似之处，但是每个人又都有自己的独特之处。每个人都是受精卵内基因的产物。每个人只有一半的基因来自母亲，另一半来自父亲。受精过程产生了独一无二的混合基因，这就保证了下一代的女儿看起来既不与母亲完全一样，也不与父亲完全一样。

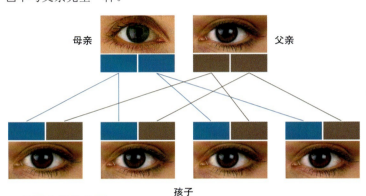

母亲　父亲　孩子

▲基因和等位基因

基因以不同"散体"出现，称为等位基因。等位基因产生了人与人之间的差异，它可以决定眼睛的颜色，比如蓝色或棕色。如果蓝色和棕色的等位基因都能遗传，则下一代只表现出棕色的眼睛。根据当前的主流学说，这称为隐性遗传，因为蓝色的等位基因不"允许"表达。从上图和下图可以看到我们眼睛的颜色是怎样遗传的。

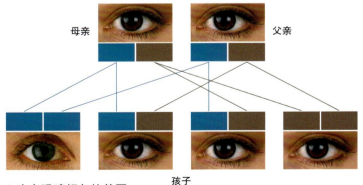

母亲　父亲　孩子

▲决定眼睛颜色的基因

假如妈妈的眼睛是蓝色的（携带两个蓝色的等位基因），爸爸的颜色是棕色的（携带两个棕色的等位基因），那么尽管他们将来的孩子同时遗传蓝色和棕色的等位基因，但是表现出来的却只会是棕色眼睛，这是因为棕色是显性的。如果爸爸妈妈都是棕色眼睛，但是两人都携带棕色和蓝色两种等位基因，那么他们将来的孩子会有 1/4 的可能携带两个蓝色等位基因，并表现出蓝色眼睛；会有 3/4 的可能是棕色眼睛。

▮ 蓝色眼睛的等位基因	▮ 棕色眼睛的等位基因

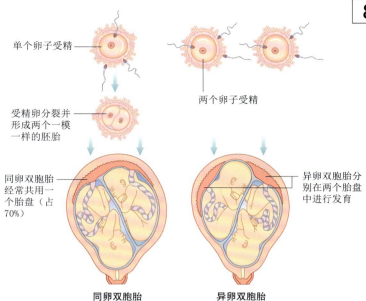

单个卵子受精

两个卵子受精

受精卵分裂并形成两个一模一样的胚胎

同卵双胞胎经常共用一个胎盘（占 70%）

异卵双胞胎分别在两个胎盘中进行发育

同卵双胞胎　　异卵双胞胎

▲双胞胎

每 66 次分娩就会出现一对双胞胎。由一个受精卵裂成两个独立的具有相同基因的细胞，叫作同卵双胞胎，双胞胎的相似程度很高。异卵双胞胎的产生是由于同时有两个卵子释放，而且每个卵子都受精了。异卵双胞胎尽管年龄一样，但是看起来更像是姐妹或者兄弟，而且异卵双胞胎既可能是同一性别，亦可能是不同性别。

基因和环境▶

尽管从外观上很难将相似的双胞胎区分开来，但是右图所示的两个年轻女性还有着明显的不同个性。人类的行为和举止不仅仅取决于自身携带的基因，还受所处的环境和生活经历影响。由于双胞胎中的每一个人都要经历属于他们各自的人生历程，因此他们都是独立的个体。

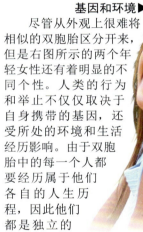

基因异常

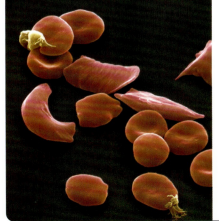

基因异常的原因是，有一个或多个有缺陷的基因遗传自父母一方或双方。比如，镰状细胞贫血就是由基因缺陷引起的，该基因恰恰控制红细胞内携氧的血红蛋白，当这一基因出现异常，就会引起红细胞外形的改变。

镰状细胞贫血患者携带有两组致病基因——分别遗传自他的爸爸和妈妈。当血液流经富氧组织，红细胞便弯曲成镰刀状（左图），堵塞血管，引起疼痛。当某人遗传了一组正常基因和一组致病基因时，就会患上镰状细胞贫血，这种疾病较轻，通常不带有任何症状。

人类基因组

人类基因组是 23 对染色体上所有的 DNA 序列，包含构成人的所有基因。研究人类基因组的科学家已经发现了四种碱基：腺嘌呤（A）、胞嘧啶（C）、鸟嘌呤（G）、胸腺嘧啶 (T) 在个体 DNA 中成对排列。在 32 亿个碱基对中，任意两个人的基因组，只有 0.1% 是不同的。这些不同使我们成为不同的个体。研究者也在不断探索哪些片段代表基因。总共约有 2 万个基因，被一些没有功能的 DNA 所分开。

人类基因组计划▶

人类基因组计划（HGP）开始于 1990 年，是一项跨国的研究项目，现已完成。该计划是要找出人类基因组 DNA 中 A、T、C、G 碱基对的精确排序，描绘出完整的人类基因组图谱，在 2003 年 4 月已完成该项目。

▲读取 DNA 序列

每个 DNA 分子都是由腺嘌呤、胸腺嘧啶、鸟嘌呤和胞嘧啶碱基构成的阶梯样长链组成。正如我们按照正确的顺序阅读这句话一样，科学家已经发现了沿着 DNA 分子长链读取碱基序列的方法。第一步将长长的 DNA 分子切成不同的短链，然后各个短链被标记上颜色，由计算机"读出"每一短链的碱基顺序。最后将短链重新连接起来，揭示出完整 DNA 序列。

技术员用多道移液器将 DNA 置于小孔中

板架上的小孔中含有用来测序的 DNA

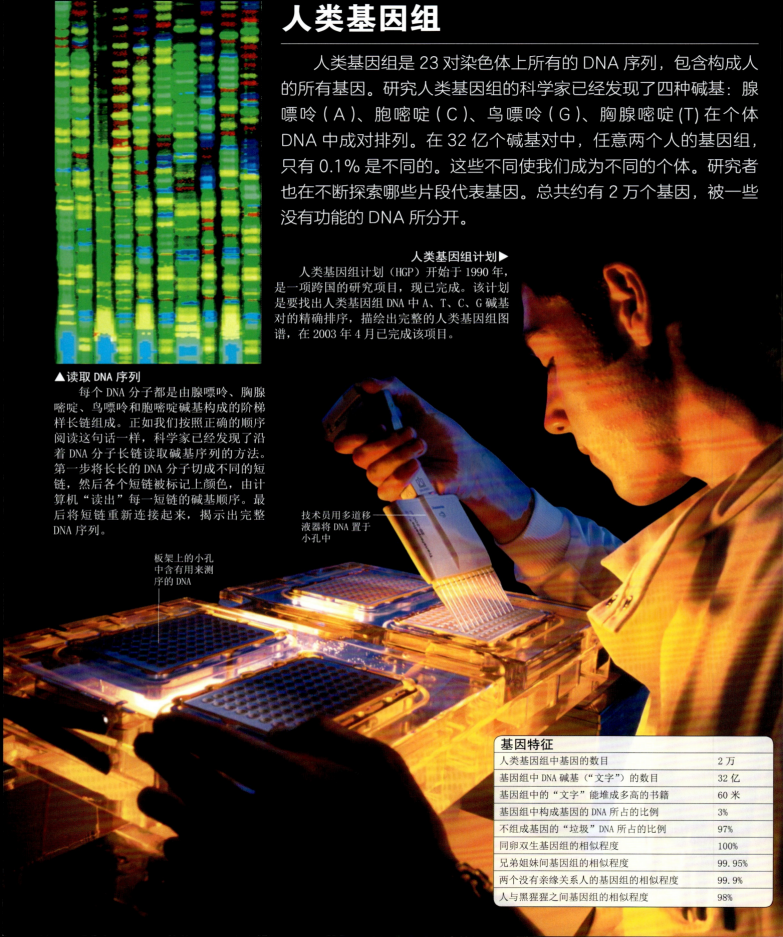

基因特征	
人类基因组中基因的数目	2 万
基因组中 DNA 碱基（"文字"）的数目	32 亿
基因组中的"文字"能堆成多高的书籍	60 米
基因组中构成基因的 DNA 所占的比例	3%
不组成基因的"垃圾"DNA 所占的比例	97%
同卵双生基因组的相似程度	100%
兄弟姐妹间基因组的相似程度	99.95%
两个没有亲缘关系人的基因组的相似程度	99.9%
人与黑猩猩之间基因组的相似程度	98%

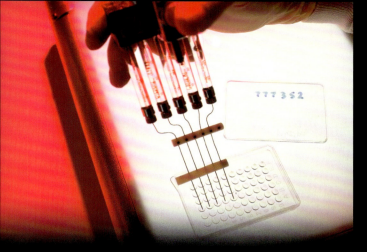

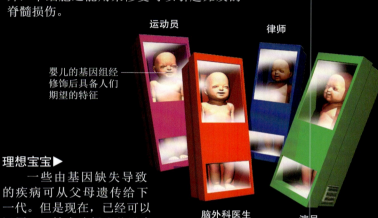

生长的神经元▶

人类神经元经培养后可以生长

神经元（神经细胞）不能再生，因此如果遭到破坏或者损伤，神经元将不能被其他细胞替代，但是在不远的将来，神经细胞可能会被干细胞所取代。阿尔茨海默病的症状正是由于神经元缺失引起的。干细胞可分化成新的神经元，以补充缺失的神经元。此外，干细胞还能用来修复可以引起瘫痪的脊髓损伤。

▲干细胞

体细胞一旦分化成既定的类型，如神经元或者血细胞，就不能再转化成其他类型。但是，由于干细胞并未分化，因此只需通过开启或者关闭恰当的基因，干细胞便具备转化为体细胞中任何一种细胞类型的潜能。干细胞的一个来源是婴儿的脐带血（上图）。科学家认为干细胞可用来治疗各种疾病，因为干细胞可以转化成特定的细胞类型，以取代受损的组织。

运动员　　　律师

脑外科医生　　　演员

婴儿的基因组经修饰后具备人们期望的特征

用 DNA 调查案件

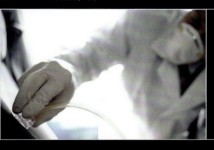

在犯罪现场采集样本

法医们用 DNA 指纹技术来协助警察破案。血液、唾液、头发或皮肤等组织可提供 DNA 样本。当法医在犯罪现场找到这些组织，为避免污染，他们会小心地采集这些组织，并在法医实验室内对这些组织进行分析，与疑犯的 DNA 进行比对。

理想宝宝▶

一些由基因缺失导致的疾病可从父母遗传给下一代。但是现在，已经可以运用 DNA 技术选择那些没有携带致病基因的受精卵，将它们移植入子宫内，分娩出一个健康的宝宝。将来还可以进行进一步的选择，比如，科学家也许能加入"智能"基因，制造出一个完全满足父母期望的理想宝宝。

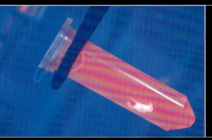

DNA 样本

从留在犯罪现场的组织细胞中提取 DNA。再抽取所有疑犯的血液样本，从中提取 DNA，与犯罪现场的 DNA 比对。该检验只需要一点点的样本就足以进行，只要其中极微量的 DNA 可用，这些DNA 就可以被特异的酶无限次复制，从而便于分析（左图所示）。

未来身份证

某一天，我们可能拥有一张下图所示的身份证，该身份证包括指纹、虹膜样式以及暗含个人信息的条码，用来验证身份。这种身份证的与众不同之处是它包含一个携带人们基因组详细信息的芯片。今后，检测人类基因组的序列将会变得便宜和快捷。当婴儿一出生，检测马上完成，从而建立他的基因档案，添加在婴儿的病例和身份证中。医生通过读取 DNA 信息可以推断婴儿将来会患哪种疾病，婴儿长大后就可以根据医生的推断来纠正和避免一些生活方式，以达到预防疾病的目的。

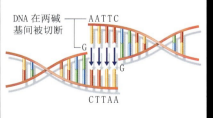

酶切断 DNA

DNA 在两碱基间被切断

AATTC
G
G
CTTAA

每个人的基因组内都有"垃圾" DNA 片段，携带反复重复的碱基序列。但是，这些重复片段的长度和数量对每个人都是特异的。这一信息可以像指纹一样被用来准确地辨别个体。酶在特异的位点切断"垃圾" DNA，产生长度不同的片段。

持卡人照片　　　　　　条码包含个人资料　　　DNA 图形表明身份证中含有基因芯片

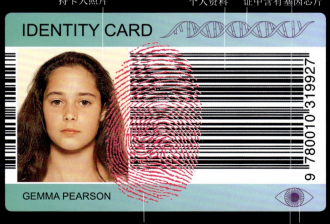

IDENTITY CARD

GEMMA PEARSON

9 780010 319927

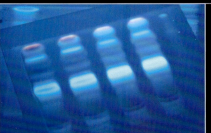

DNA 比对

DNA 可被凝胶电泳分离成不同的大小，在凝胶板上形成一定样式的条带，叫作 DNA 指纹。将犯罪现场、几名疑犯与受害人三方的 DNA 指纹放在一起进行比对，就可以判断出谁是罪犯，谁的嫌疑可被排除。

指纹鉴别身份　　　虹膜识别－虹膜像指纹一样，是每个人特有的

医学大事记

约公元前 2600 年 中国的黄帝曾阐述过中药的基本用法，这些后来于公元前 4 世纪被记载于《黄帝内经》上。

约公元前 500 年 希腊的内科医生阿尔克迈翁 (Alcmaeon) 认为，心脏是感觉和思考的器官，而不是大脑。

约公元前 420 年 希腊内科医生希波克拉底 (Hippocrates) 说明观察和诊断在医学中的重要性，而非魔力和神话。

约公元 200 年 具有影响力的希腊医生克劳迪厄·盖伦 (Claudiu Galen) 描述了人体的运行机制。虽然他的很多观点并不完全正确，但在此后 1500 年间始终未被动摇。

约 1000 年 阿拉伯医生伊本·西纳 (Ibn Sina) 的医学著作影响了之后 500 年欧洲和中东的医学。

约 1280 年 阿拉伯医生伊本·安·纳菲斯 (Ibn An-Nafis) 阐明血液流经肺。

1543 年 佛兰德斯医生安德烈亚斯·维萨里 (Andreas Vesalius) 出版了第一部正确描述人体解剖的书，在他的书里纠正了很多克劳迪斯·盖仑的错误。

1545 年 法国外科医生安布罗斯·佩尔 (Ambroise Paré) 出版了《处理伤口的方法》一书，他有很多处理伤口的改进方法，包括用动脉结扎的方法来阻止出血。

1628 年 英国医生威廉·哈维 (William Harvey) 出版了《心和血液的运动》一书，在书中他描述了他的实验，即血液是如何通过心脏的泵的作用在机体内沿一个方向循环。

1663 年 意大利生理学家和显微镜学家马尔切洛·马尔比基 (Marcello Malpighi) 发现了最小的血管——毛细血管，证实了哈维的血液循环于机体的理论。

1674—1677 年 荷兰微生物学家和显微镜学家安东尼·范·莱文胡克 (Antony van Leeuwenhoek) 通过他的单透镜显微镜观察和描述了红细胞、精子和细菌。

1761 年 意大利内科医生乔瓦尼·巴蒂什·莫尔加尼 (Giovanni Battista Morgagni) 出版了《疾病原因》一书，第一次阐述了器官变化和疾病症状的联系。

1775 年 法国化学家安托万·拉瓦锡 (Antoine Lavoisier) 发现了氧气，并且后来阐述细胞呼吸像燃烧一样，是一个消耗氧气释放能量的化学过程。

1796 年 英国医生爱德华·琴纳 (Edward Jenner) 第一次运用接种疫苗的方法来对抗当时广泛引起恐慌的疾病——牛痘，他向一个小孩接种低微量的牛痘病毒。

1816 年 法国医生拉埃奈克 (René Théophile Hyacinthe Laennec) 发明了第一个听诊器，一个木制的气缸，当压紧胸壁的时候它可以放大心脏和呼吸的声音。

1818 年 英国医生詹姆斯·布伦德尔 (James Blundell) 第一次成功地将一个人的血液输送到另一个患者体内。

1833 年 美国军医威廉·鲍艺 (William Beaumont) 出版了《对胃液和消化生理学的实验和观察》，书的内容为关于消化机制的实验结果。

1846 年 美国口腔科医生威廉·莫顿 (William Morton) 用麻醉乙醚和一种通用的麻醉剂使一个患者在外科医生约翰·沃伦 (John Warren) 对他进行手术时无意识并无痛。

1848 年 法国科学家克罗德·贝尔纳 (Claude Bernard) 阐述了肝脏的功能，后来又证明了机体细胞需要在一个稳定的环境中生存。

1851 年 德国物理学家赫尔曼·冯·亥姆霍兹 (Hermann von Helmholtz) 发明了眼底镜，是一种可以使医生通过瞳孔观察眼睛内部的仪器。

1854 年 英国医生约翰·斯诺 (John Snow) 发现伦敦的痢疾大暴发广泛传播的原因是由于水源被污染了。

1858 年 德国生物学家鲁道夫·魏尔啸 (Rudolf Virchow) 在他的书《细胞病理》中阐述细胞只能由已存在的细胞通过细胞分裂产生，当细胞停止正常工作时疾病就发生了。

19 世纪 60 年代 法国科学家路易斯·巴斯德 (Louis Pasteur) 开始了微生物导致感染性疾病的研究。

1861 年 法国医生皮埃尔·保尔·布洛卡 (Pierre Paul Broca) 鉴定了左脑的部分区域控制讲话，这部分后来被命名为布洛卡区。

1865 年 英国外科医生约瑟夫·李斯特 (Joseph Lister) 第一次应用碳酸作为手术中的抗菌剂，明显降低了感染死亡率。

1866 年　英国内科医生托马斯·艾尔伯特（Thomas Albutt）发明了临床温度计，这使医生更容易和迅速地测得患者的体温。

1867 年　德国内科医生威廉·哥特弗雷德·哈茨（Wilhelm Waldeyer-Hartz）第一次描述了癌症的本质和原因，描述了细胞如何不受控制地分裂，导致肿瘤的发生。

1871 年　德国生理学家威廉·屈内（Wilhelm Kühne）介绍了酶这个术语，它是一种启动和加快机体内化学反应的物质。

1881 年　路易斯·巴斯德（Louis Pasteur）首先使用含有微弱致病力的微生物的疫苗，而不是类似的产生更弱疾病的微生物，产生免疫力。

1882 年　德国医生罗伯特·科赫（Robert Koch）鉴定了细菌（结核杆菌）是结核病的致病菌。

1895 年　德国物理学家威廉·伦琴（Wilhelm Roentgen）发现 X 线，当一束高压电流通过玻璃管时，会产生 X 线。

1897年　英国医生罗纳德·罗斯（Ronald Ross）说明引起疟疾的微生物疟原虫是通过蚊子进行人与人之间的传播。

1898 年　法国物理学家玛丽·居里（Marie Curie）和皮埃尔·居里（Pierre Curie）发现了放射性元素镭，后来应用于癌症的治疗。

1901 年　澳大利亚－美国医生卡尔·兰斯坦纳（Karl Landsteiner）阐述了血液的分型，后来分为 A 型、B型、AB 型、O 型，一些血液样本混合在一起的时候会发生凝固。

1903 年　荷兰生理学家威廉·埃因托芬（Willem Einthoven）发明了一种早期的心电图，通过测定每一次心跳时流经心脏的电流脉冲来追踪心脏的活动。

1905 年　英国生理学家欧内斯特·斯塔林（Ernest Starling）应用"激素"这个术语来描述一种新发现的用来协调机体的整个过程的化学信号在血液中运行，影响特定细胞的活动。

1905年　德国医生爱德华·席姆（Eduard Zirm）进行了首次角膜移植，使导致失明的沙眼变得可以治疗。

1906 年　英国生理学家查尔斯·谢灵顿（Charles Sherrington）出版了《神经系统的整合运动》，描述了神经系统是怎么工作的。

1906—1912 年　英国生物学家弗里德里克·哥兰·霍普金斯（Frederick Gowland Hopkins）阐述了食物中"附属食物因子"的作用，这后来被称为维生素。

1910 年　德国科学家保罗·埃利希（Paul Ehrlich）发现了一种合成药物洒尔佛散（Salvarsan），可以治疗特定的病原体，且对身体组织没有明显的副作用，建立了一个药物治疗的基础。

1912 年　美国医生哈维·库欣（Harvey Cushing）出版了《垂体及其失调》，描述了垂体的重要功能以及它控制其他激素产生腺体的重要作用。

1914 年　美国医生约瑟夫·高德柏格（Joseph Goldberger）阐明糙皮病并不是一种传染性疾病，是由于饮食不良造成的，后来被确定为是缺乏维生素烟酸。

1921 年　加拿大生理学家弗雷德尔

克·班廷（Frederick Banting）和查尔斯·贝斯特（Charles Best）分离出了胰岛素，它是由胰腺产生的，控制血液中的葡萄糖水平，他们的发现使得糖尿病得以治疗。

1921 年　德裔美国科学家奥托·吕维（Otto Loewi）检测到了被称为神经递质的化学物质，它能够在突触上神经元之间传递冲动。

1924 年　德裔科学家约翰尼斯·贝格尔（Johannes Berger）发现了脑电波，是一种由脑内的神经活动产生的电信号。

1927 年　美国的生物工程学家飞利浦·德林克（Philip Drinker）和路易斯·肖（Louis Shaw）发明了"铁肺"帮助因脊髓灰质炎而瘫痪的患者，这个金属桶围绕着身体（并不是头部），一个泵推动气体在肺中进进出出，使得患者得以呼吸。

1928 年　英国医生亚历山大·弗莱明（Alexander Fleming）发现了青霉素，一种由霉菌释放的物质，可以杀死细菌。后来成为第一个抗菌药，用于治疗人体内的细菌性感染。

1933 年　德国电机工程师恩斯特·鲁斯卡（Ernst Ruska）发明电子显微镜，与光学显微镜相比，它是一种利用电子束来产生更多放大倍数的设备。

1938 年　英国的外科医生约翰·维尔斯（John Wiles）改进了髋关节置换物，即采用不锈钢假体。

1940 年　英国外科医生阿奇博尔德·麦金杜（Archibald Mclndoe）在第二次世界大战时对遭受烧伤的飞行员第一次实施了皮肤移植手术，脸上烧伤区域的皮肤被身体其他部位的皮肤所代替。

1943 年 荷兰医生威廉·科尔夫（Willem Kolff）发明了肾脏透析仪器，先去除血液中的垃圾废物，再将血液回输到体内，用于治疗肾衰的患者。

1943 年 乌克兰裔美国生化学家塞尔曼·瓦克斯曼（Selman Waksman）从腐败微生物中分离出了链霉素，链霉素是第一个用于治疗结核病的药物。

1944 年 第一例针对小儿心脏疾病的手术是由美国的一位外科医生阿尔弗雷德·布莱洛克（Alfred Blalock）和儿科医生海伦·道希葛（Helen Taussig）联合做的，由此建立了心脏外科学领域。

1949 年 澳大利亚精神病专家约翰·凯德（John Cade）阐述了锂盐，如碳酸锂，治疗精神疾病（如精神分裂症）是有效的。

1953 年 利用英国物理学家罗莎琳德·富兰克林（Rosalind Franklin）的研究，美国生物学家詹姆斯·沃森（James Watson）和英国物理学家弗朗西丝·克里克（Frances Crick）发现了脱氧核糖核酸（DNA）的双螺旋结构。

1953 年 美国外科医生约翰·吉本（John Gibbon）发明了心肺机，代替手术过程心和肺功能。

1954 年 美国医生乔纳斯·索尔克（Jonas Salk）首次开发并使用脊髓灰质炎疫苗。

1954 年 首例肾移植手术成功，从同卵双胞胎一个移植到另一个身上。这例手术是由约翰·梅里尔（John Merrill）和其他外科医生在美国波士顿完成的，从此肾移植成为常规手术。

1955 年 格雷戈里·平卡斯（Gregory Pincus）发明了第一种口服避孕药。

1957 年 美国外科医生克拉伦斯·里

列海（Clarence Lillehei）设计发明了第一个心脏起搏器。

1958 年 英国的产科医生兰·唐纳德（lan Donald）首次使用超声检查孕妇子宫内的胎儿健康状况。

1961 年 波兰裔美国微生物学家阿尔伯特·萨宾（Albert Sabin）发明包含活病毒的改良脊髓灰质炎病疫苗。

1965 年 英国科学家哈罗德·霍普金斯（Harold Hopkins）发明了一种复杂的内窥镜，通过杆状透镜让医生能够清楚地看到患者身体内的组织。它通过开口插入，比如从口可以观察胃或肠道。

1967 年 英国工程师戈弗雷·享斯菲尔德（Godfrey Hounsfield）发明CAT（又称计算机 X 射线轴向分层造影）扫描仪（现在称为 CT 扫描仪）。CT 扫描仪利用狭窄的 X 射线束投射到人体上，然后通过计算机进行分析，得出详细的机体组织的图像。

1967 年 南非外科医生克里斯蒂安·巴纳德（Christiaan Barnard）首次成功进行了心脏移植手术，他把一个刚死亡的 24 岁妇女的健康心脏移植到一个有心脏疾病的 54 岁老妇人体内。

1967 年 X 射线乳腺造影技术被应用于乳腺癌的检查。

1977 年 在长期的牛痘接种计划后最后一例天花发病记录。这种疾病在1979 年被世界卫生组织宣布消失。

1978 年 第一例试管婴儿路易斯·布朗（Louise Brown）在成功的体外受精后出生，这运用了英国医生帕特里克·斯特普托（Patrick Steptoe）和罗伯特·爱德华（Robert Edwards）发明的技术，从母亲的卵巢中取出的卵子与父亲的精子受精后，把受精卵返回到母体子宫中发育成一个小孩。

1980 年 微型切口手术即是通过小的切割口，利用内窥镜观察机体内部。

1980 年 PET（正电子发射计算机断层显像）技术首先被应用于形成反映大脑活动的图像。

1984 年 法国科学家卢克·蒙塔尼耶（Luc Montagnier）发现了一种病毒，后来被称为人类免疫缺陷病毒 (HIV)，它能够导致获得性免疫缺陷综合征 (AIDS)，即艾滋病。艾滋病在 1981 年首次被鉴定。

2000 年 人类基因组计划是全球性研究人类染色体上基因定位的工程，第一张人类基因组计划蓝图完成。

2002 年 基因治疗用于治疗患有遗传性免疫缺陷病的儿童，这种疾病使他们对感染缺乏防御措施。

2003 年 在用猴子做实验所取得的令人振奋的实验结果之后，比利时医生开始测定 HIV/AIDS 疫苗在人体上防止HIV 病毒感染的有效性。

2006 年 第一种针对癌症病因的疫苗问世。人类乳头状瘤病毒 (HPV) 疫苗现已在许多国家常规使用以预防宫颈癌。

2010 年 西班牙巴塞罗那瓦尔德希布伦大学医院为一名 31 岁男子进行了首例全脸移植手术。

2013 年 美国密歇根大学的外科医生通过外科手术将一个 3D 打印（三维打印）的人工气管植入一个 3 个月大的男婴体内。这是第一次使用 3D 打印拯救了一个孩子的生命。

2016 年 美国食品和药物管理局批准首个用于糖尿病的人工胰腺。可监测患者的血糖水平，并在需要时自动输送胰岛素。

词汇表

CT 扫描

利用 X 射线和电脑对活组织产生断层扫指及三维重建的一种成像技术。

DNA（脱氧核糖核酸）

身体中细胞内的分子，由两条携带着构建细胞和启动细胞所需的遗传信息的核糖核酸链组成。

X 射线

高能射线的一种透射身体可将骨头显影在感光片上。

癌症

几种不同的疾病中的一种，例如肺癌和乳腺癌，由细胞分裂失控并生长产生肿块所致。

氨基酸

蛋白质的构造成分，共有 20 种氨基酸。

病毒

非活体媒介，会导致人类疾病，如麻疹和感冒。

病原体

细菌、病毒、原生生物、真菌或其他能导致机体疾病的微生物。

肠道

食物通道的另外一个名称。

超声

通过高频声波对成长的胎儿或其他身体组织生成影像的成像技术。

磁共振成像（MRI）

运用磁学、电波和电脑对身体内的软硬组织生成影像的成像技术。

磁共振血管成像（MRA）

用 MRI 产生血管的影像。

蛋白质

体内的一种物质，在构建细胞、携带氧气和制造酶类等很多方面起作用。

等位基因

相同基因的两种或两种以上形式中的一种，例如控制眼睛颜色的基因。

电子显微镜

利用磁铁聚焦电子束，产生高磁性化的身体组织影像的显微镜。

二氧化碳

细胞呼出的无用产物，为一种气体，通过呼吸从身体排出。

反射活动

对刺激产生自动的、不变的、无意识的快速反应，从而保护机体远离危险。

放疗

一种用高能量的放射线杀死癌细胞的方法。

放射性的

形容能释放可能对人体有害的原子颗粒的某种成分。

放射性核素扫描

通过放射性物质，发现骨或者其他组织的活性的一种成像技术。

负反馈

在体内逆转不想要的变化的控制系统，比如体温升高或过多增加血液中的激素数量。

腹部

在胸腔和腿的顶部之间，躯干的下部（身体的中部）。

肝的

描述某些和肝相关的物质。

感染

导致疾病的微生物，如细菌，它们可以在身体表面或者里面生长。

膈

屋顶样的片状肌肉，分隔胸腔和腹腔并在呼吸中起重要作用。

骨化作用

骨形成的过程。

冠心病

供给心脏壁的冠状血管狭窄，导致心肌的损害。

光感受器

眼睛中的能感受光的受体。

光学显微镜

通过玻璃镜头聚焦，从而生成放大的影像的装置。

含氮碱基

脱氧核糖核酸携带的产生信息的四个碱基（腺嘌呤、鸟嘌呤、胞嘧啶、胸腺嘧啶）。

毫秒

一秒的千分之一。

黑色素

一种能够使皮肤、头发和眼睛表现出颜色的色素。

化学感受器

感觉器，如舌头上的感受器，检测溶于水的化学成分。

怀孕

胚胎植入子宫后到婴儿充分发育出生的一段时期，通常是 38 ～ 40 周。

机械性感受器

能够探测触摸和声波形成的压力的感觉受体，比如在皮肤和耳中发现的那些感觉受体。

基因密码

将 DNA 的碱基对序列携带的信息转化成蛋白质中的氨基酸序列。

基因组

一组染色体中的所有 DNA，人类有 23 对染色体。

激素

化学信息，由内分泌腺生成和释放，可以影响靶细胞的活动。

疾病

身体中一个或多个控制系统的异常，通常是短期存在，机体可以自我修复。

结缔组织

一种组织（如软骨），可将其他组织连接在一起，支持身体。

抗体

某些免疫系统的细胞释放的物质，可以使病原体失活或者将其标记为待破坏的。

酶

蛋白催化剂，可以在很大程度上加速细胞内外化学反应的速率，在消化中起着重要作用。

纳米技术

是用单个原子、分子制造物质的科学技术。

脑磁技术（MEG）

一种用图像反映大脑活动的技术。

脑电图（EEG）

脑电图机记录的由大脑内的电变化引起的脑波。

内窥镜

可弯曲的可视装置，用于观察体内的空腔脏器和空腔。

能量

开展工作的能力，对于保持细胞功能是必需的。

黏液

呼吸系统和消化系统产生的黏稠的、光滑的用以保护和润滑的液体。

尿路片

通过将对照介质引入泌尿系统的 X 射线体层摄影。

凝胶电泳

使用电流通过装载分子的胶柱，分离不同大小分子的技术。

胚胎

对受精后的前 8 周的发育期的命名。

器官

身体的一部分，比如胃，有一种或多种特定的作用，并且由两种或两种以上的组织构成。

青春期

开始于十二三岁，童年和成年之间的一段时期。

染色体核型

按照大小排列的一套完整的染色体的图片。

韧带

一种带状或片状的坚韧的结缔组织，主要作用是在关节处连接骨骼。

软骨

关节内覆盖在骨头末端的坚韧的结缔组织，起到支持身体的作用。

伤害性感受器

一种能够对可能的伤害性刺激产生反应并产生疼痛感觉的感受器。

神经冲动

以电信号形式在神经纤维上运行的一种高速度信息。

神经递质

当一个神经冲动传到神经纤维末梢突触时产生的化学物质，它可以使相邻的神经元发生电冲动。

手术

对疾病或损伤的直接治疗，通常是运用手术器械打开身体。

受精卵

精子和卵子结合产生的细胞。

受体

对一个刺激，如光或者触碰产生反应的，可形成神经冲动到达神经元。

胎儿

受精后 9 周到出生前，在子宫内发育的幼儿。

胎盘

怀孕过程中，在子宫内形成的器官，它能够给胎儿提供食物和氧气，并且带走废物。

透明软骨

软骨的一种，看起来有光泽，覆盖在关节骨头的末端。

突触

相邻神经元之间的连接。

吞噬细胞

白细胞的通称，包括中性粒细胞和巨噬细胞，它们能够吞噬和毁灭入侵的病原体。

微生物

对微小有机体的通称。

微小有机体

活的生物，比如细菌，只能用显微镜观察。

胃的

形容和胃相关的物质。

温度显像

运用身体散发出来的热量产生颜色编码图像的成像技术。

文艺复兴

14—16 世纪，欧洲的国家在艺术和科学方面迅猛发展。

无氧呼吸

不需要氧气从糖类中释放能量的一种细胞呼吸方式。

细胞呼吸

发生在细胞中的细胞质和线粒体上，从糖类和其他燃料中释放能量的过程。

细胞器

细胞内的结构，比如线粒体，有一种或多种特定的功能。

细菌

一群单细胞的微生物，其中的一些会在人类中导致疾病，如结核分枝杆菌。

下丘脑

大脑的一部分，通过神经系统、垂体或内分泌系统控制身体的温度、饥渴和其他身体活动。

纤毛

来自身体中某些细胞的微细的、类似头发的突出成分，可以移动它们表面的物质，如黏液。

纤维软骨

软骨的一种类型，富含胶原，如椎间盘。

显微照相

利用光学显微镜或电子显微镜进行的拍照。

线粒体

一种细胞器，有氧呼吸在此发生，并释放能量。

腺体

能分泌一种化学成分进入或在身体表面的细胞的集合。

心电图（ECG）

心电图机记录的由心跳引起的电变化。

心脏的

形容和心脏有关的物质。

新陈代谢

在机体细胞内发生的所有的化学反应。

信使核糖核酸（mRNA）

能够复制 DNA 片段，并且把片断中的信息从细胞核转运到细胞质中形成蛋白质。

胸腔

身体的上部（身体的中央），位于颈部和腹部之间。

氧气

在呼吸过程中被机体吸入的气体，在细胞呼吸过程中被细胞利用通过葡萄糖释放能量。

意识

由大脑皮质区域产生的对自我和环境的知觉。

营养素

食物的成分，比如碳水化合物，是机体正常运行所需的物质。

有丝分裂

当细胞从母细胞一分为二，成为两个完全相同的细胞时，染色体发生的分裂。

有氧呼吸

利用氧气从糖类中释放能量的一种细胞呼吸方式。

原生生物

单细胞微生物中的一员，其中一些会导致疾病，如疟疾。

诊断

通过病人描述的症状体征，医生对一种异常或者疾病的鉴定。

正电子发射计算机断层显像（PET）

通过把放射性物质注入体内形成图像来显示脑内和一些器官的活动。

肿瘤

细胞快速分裂，导致组织异常生长。

紫外辐射

阳光中正常存在的辐射，过分暴露会对皮肤产生损害。

组织

同种类型或相似类型的细胞一起工作，执行特定的功能。

致　谢

Dorling Kindersley would like to thank Lynn Bresler for proof-reading and for the index; Margaret Parrish for Americanization; and Tony Cutting for DTP support.

Picture Credits

The publisher would like to thank the following for their kind permission to reproduce their photographs:

Abbreviations key:

a=above; b=bottom/below; c=centre; l=left; r=right; t=top

4-5 Science Photo Library: D.Phillips. 6 akg-images: (bl).; The Art Archive: Dagli Orti (tl); Science Photo Library: (cr), (br); The Wellcome Institute Library, London: (c). 7 Science Photo Library: Christian Darkin (r), Du Cane Medical Imaging Ltd. (cb), Mehau Kulyk (ca), Montreal Neurological Institute (tc), PH. Saada/Eurelios (c), Simon Fraser (l), VVG (bc), Zephyr (cbb). 8 DK Images: Geoff Dann/Donkin Models (b); Science Photo Library: Eric Grave (tr). 9 Science Photo Library: David McCarthy (cr), Michael Abbey (tc), (tr), (tcr), Prof. P. Motta/Dept. of Anatomy/University, "La Sapienza", Rome (tl), VVG (br). 10 Science Photo Library: Innerspace Imaging (c), VVG (tc), (ca). 11 Science Photo Library: Alfred Pasieka (tc),

Biophoto Associates (tcr), Profs. P.M. Motta, K.R. Porter & P.M. Andrews (tr). 12 Getty Images (tr); Science Photo Library: Innerspace Imaging (bl), Institut Paoli-Calmettes, ISM (br). 13 Science Photo Library: Michael Donne, University of Manchester (bl), (br), (bcl), (bcr), Susan Leavines (tl). 14 Science Photo Library: David Scharf (tr), Prof. P. Motta / Dept. Of Anatomy, University "La Sapienza", Rome (bc). (tcr), WG (cbl). 15 NASA: (tr); Science Photo Library: (bl), (bcl), Andrew Syred (tl). 17 Science Photo Library: David Mooney (tcr), Du Cane Medical Imaging Ltd. (cr), Mike Devlin (cla), Sam Ogden (tr), Zephyr (c). 18 Science Photo Library: (bc), (bcr), Biophoto Associates (br). 19 Corbis: Roininen Juha/ Sygma (tr), Corbis Royalty Free (cr). 20 Science Photo Library: David Becker (tr). 21 Science Photo Library: Don Fawcett (tl), VVG (bl). 22 Science Photo Library: P. Hattenberger, Publiphoto Diffusion (cl), Tony McConnell (bl); 22-23 Getty Images: Art Montes De Oca. 23 The Wellcome Institute Library, London: (bc), (ca), (ca2). 24 Science Photo Library: David Becker (tl), Susumu Nishinaga (ca). 25 Science Photo Library: Andrew Syred (crbb) CNRI (crb), Eye of Science (c), (br), J.C. Revy (tr), VVG (tl). 26 Science Photo Library: Dr. P. Marazzi (bc), Sheila Terry (bl). 27 Science Photo Library: CNRI (bc), J.C. Revy (c), Lawrence Lawry (tr). 28 Science Photo Library: Adam Hart-Davis (clb), (bl). 29 Science Photo Library: Geoff Bryant (br poppy backgrounds), VVG (cr). 30 Science Photo Library: CNRI (ca), (cl), Susumu Nishinaga (br). 31 Science Photo Library: John Bavosi (br). 32 Science Photo Library: CNRI (bl). 33 Alamy Images: David Sanger (tl); 33 Science Photo Library: Omikron (bl). 36 Science Photo Library: Zephyr (bl). 38 Photovault: (b); Science Photo Library: CNRI (tr). 39 Photovault: (t); Science Photo Library: Hank Morgan (cr), Oscar Burriel (br), Zephyr (cl), (cb). 40 Getty Images: Vera Storman (cl), (bc). 41 Corbis: Charles Gupton (tcr), Rick Gomez (tr); Getty Images: (c); Science Photo Library: Mark Lewis (tc). 43 Corbis: Nik Wheeler (bl). 45 Science Photo Library: VVG (cb), Zephyr (bl). 46 Science Photo

Library: (cb), Philippe Plailly (br). 47 Science Photo Library: BSIP, Joubert (br) Scott Camazine (bc). 50 Science Photo Library: (craa), Biophoto Associates (cl), Dr.Linda Stannard, UCT (cra), Eye of Science (tr), John Durham (br), Prof. P. Motta/Dept of Anatomy/University, "La Sapienza" Rome (crbb), Profs. P.M. Motta, K.R. Porter & P.M. Andrews (bl), Profs. P.M.Motta, K.R. Porter & P.M. Andrews (bl), VVG (clb). 51 Alamy Images: (br); Science Photo Library: Eye of Science (t); VVG (cl). 53 Science Photo Library: Ian Boddy (bl), NIBSC (tr). 54 Corbis: David Michael Zimmerman (crb), Science Photo Library: Simon Fraser/ Royal Victoria Infirmary, Newcastle Upon Tyne (bc). 54-55 Corbis: Lester Lefkowitz (t). 55 Science Photo Library: AJ Photo/Hop Americain (br), BSIP, Raguet (tr), Mauro Fermariello (clb), Pascal Goetgeluck (bl), SIU (cl), Will & Deni McIntyre (clbb). 57 Corbis: Reuters (tl); Science Photo Library: David M. Martin, M.D. (tc), (cl), (bl). 59 Science Photo Library: (bc), Alex Bartel (br), BSIP VEM (tr), Dr. Tony Brain (bl), Susumu Nishinaga (cr). 60 Science Photo Library: Dr. K.F.R. Schiller (bl), Eye of Science (crb), Prof. P. Motta & F. Magliocca/University "La Sapienza", Rome (br), Prof. P. Motta/ Dept. of Anatomy/University "La Sapienza", Rome (cr), (tr), VVG (cra). 61 Science Photo Library: David Scharf (bl) Scimat (cr). 63 Digital Vision: (bl). 64 Science Photo Library: CNRI (bl), Pascal Goetgheluck (cl). 65 Science Photo Library: Alfred Pasieka (tr), Dr. Arnold Brody (cb), Hossler, Custom Medical Stock Photo (cl), James Steveson (bc), (cbb). 67 Corbis: Jeffrey L. Rotman (tr); Science Photo Library: Biophoto Associates (tc). 68 Science Photo Library: CNRI (bl), (br). 69 Alamy Images: Jacky Chapman (tl); Pa Photos: Phil Noble (cl); 69 Science Photo Library: Wellcome Dept. of Cognitive Neurology (br), (crb), (bl). 70 Science Photo Library: Prof. P. Motta/Dept. of Anatomy/University "La Sapienza", Rome (bc), Professor P. Motta & D. Palermo (tc). 71 Science Photo Library: Adam Hart-Davis (bl), (bcl), CNRI (cl), Dr. Gopal Murti (cr), Prof. P. Motta/Dept. of Anatomy/University "La

Sapienza", Rome (ccl), VVG (ccr). 72 Science Photo Library: VVG (crb). 73 Science Photo Library: (clb), (bl). 74 Science Photo Library: CNRI (crb), (bc). 75 Science Photo Library: Prof. P. Motta/Dept. of Anantomy/University "La Sapienza", Rome (cb), Professors P.M. Motta, G. Macchiarelli, S.A. Nottola (cr). 76 Science Photo Library: D. Phillips (l), Dr G. Moscoso bcl; Professor R. Motta, Department of Anatomy, Rome University (crb), Professors P.M. Motta & J. Van Blerkom (cra); The Wellcome Institute Library, London: Yorgos Nikas (bcr). 77 LOGIQlibrary: (tl), (tc), (tr); Getty Images: Ranald Mackechnie (bl); Science Photo Library: Du Cane Medical Imaging Ltd (cl); The Wellcome Institute Library, London: Anthea Sieveking (br). 78 Science Photo Library: (bl). 78-79 Getty Images: Photodisc Collection (c). 79 Alamy Images: David young-Wolff (cl); Corbis: Ariel Skelley (br); Science Photo Library: (tr). 80 Getty Images: Ryan McVey (cl); Science Photo Library: Andrew Syred (bcr), Dr. P. Marazzi (bcl), Scott Camazine (bl). 81 Corbis: Jim Richardson (cr), Tom Stewart (tl); Science Photo Library: (bc), Alfred Pasieka (br), Zephyr (bl). 82 DK Images: Geoff Dann / Donkin Models (tl); Science Photo Library: Andrew Syred (c). 83 Science Photo Library: CNRI (tl), Lauren Shear (tr). 84 Science Photo Library: Alfred Pasieka (cb), (t), Innerspace Imaging (br), Kenneth Eward/Biografx (cl), VVG (clb). 85 Corbis: George Shelley (cr); Getty Images: Barros & Barros (tl); Science Photo Library: Eye of Science (br). 86 Science Photo Library: James King-Holmes (br), Pilippe Plailly (tl). 87 Science Photo Library: Colin Cuthbert (tl), Mauro Fermariello (cla), (bl), Philippe Plailly (cl) Victor Habbick Visions (cra), VVG (tr).

Jacket images
Dorling Kindersley: Arran Lewis / Zygote

All other images © Dorling Kindersley.
For further information see:
www.dkimages.com